Vitamin-Wasser

Erfrischendes Aroma-Wasser mit Früchten und Kräutern. Vitalisierende Detox-Rezepte zum Genießen und Abnehmen.

Lara Sommer

Inhaltsverzeichnis

Einleitung

Vitamin-Wasser ist eine optimale Alternative, um unseren Körper mit ausreichend Flüssigkeit und mit wichtigen Nährstoffen zu versorgen. Vor allem an heißen Tagen ist auf die Flüssigkeitszufuhr in Form von Wasser oder Kräutertees zu achten. Allerdings ist die Einnahme von stillem Wasser, zumindest vom Geschmack her, nicht gerade besonders überzeugend. Leitungswasser schmeckt fad und langweilig, nicht umsonst ist die Nachfrage nach erfrischendem Vitamin-Wasser gestiegen. Bei den herkömmlichen Produkten handelt es sich in der Regel um eine Mischung aus Wasser und kalorienhaltigen Getränken, die mit natürlichen Aromastoffen und Vitaminen angereichert werden. Aroma-Wasser gibt es fertig in verschiedenen Geschmacksrichtungen zu kaufen. Es stellt sich jedoch bei den Fertigprodukten die wichtige Frage, ob diese Erfrischungsdrinks mit künstlichen Zusatzstoffen auch wirklich gesund sind. Vitamin-Wasser kann man auch kinderleicht und ohne großen Aufwand selbst machen. Es gibt mittlerweile unzählige Rezeptideen für alle möglichen Bedürfnisse, also nicht nur als Erfrischungsgetränk, sondern auch spezielle Zubereitungen von Vitamin-Wasser, die das Abnehmen, sowie auch das Entgiften vom Organismus unterstützen, oder natürlich auch als ideale Ergänzung nach dem Sport dienen. Vitamin-Wasser liefert je nach Zubereitung neue Energien und hilft uns auch, einen Mangel an Nährstoffen durch dieses Getränk auszugleichen. In den nachfolgenden Kapiteln zeigen wir Ihnen deshalb die besten Rezeptideen für Ihr eigenes Vitamin-Wasser.

1 Was ist Vitamin-Wasser?

Die Idee, ein spezielles Vitamin-Wasser herzustellen, stammt aus Amerika. Das, 1996 in New York gegründete Unternehmen Glaceau war der erste Hersteller vom sogenannten Smartwater, also von „intelligentem Wasser“. Jahre später kamen vom gleichen Hersteller Energydrinks und Vitamin-Wasser auf den Markt. Danach wurde die Firma im Jahr 2007 von Coca-Cola übernommen. In Deutschland wurden die Glaceau Getränke seit 2012 angeboten, aber seit Ende letzten Jahres wieder eingestellt, da der Absatz nicht den gewünschten Erwartungen entsprach. In den USA, allerdings, sind diese Vitamin-Wasser nach wie vor sehr gefragt. Zu den bekanntesten Produkten zählen der Limonadengeschmack Multi-V, der Drachenfruchtgeschmack Power-C, der unter dem Namen Ignite bekannte Citrus-Geschmack, sowie natürlich auch das Essential-Vitaminwater mit Orangengeschmack. Jede einzelne Kombination bietet angeblich einen besonderen Effekt aufgrund der enthaltenen Vitamine und Nährstoffe an.

Die eigentliche Idee vom Vitamin-Wasser stammt von J. Darius Bikoff, dem Gründer von Glaceau und einem bekannten Triathleten. Aufgrund einer Erkältung reicherte er sein Trinkwasser mit Vitamin C und mit Zink an, um sich schneller zu erholen. Heute ist dieses Getränk unter dem Namen Defense erhältlich, es handelt sich dabei um Vitamin-Wasser mit Apfel- und mit Himbeergeschmack. Nicht alle Erfrischungsgetränke sind auch wirklich kalorienarm. Einigen von ihnen ist Stevia als Zuckeralternative zugesetzt, aber auch normaler Haushaltszucker kann durchaus in den käuflichen Vitamin-Wasser-Produkten enthalten sein.

Vitamin-Wasser ist bei Leistungssportlern schon lange ein bevorzugtes Getränk, welches aber auch unter anderem beim Bergsteigen häufig zum Einsatz kommt. Je nach Sorte und Marke sind dem Wasser Vitamin C, Vitamine B, Vitamin E, Calcium und Magnesium zugesetzt. Aber auch Biotin, Natrium und Pantothensäure können in den Vitamin-Wassern enthalten sein. Es handelt sich dabei also um funktionale Getränke, die im Prinzip auf Tafelwasser basieren, aber mit Vitaminen, Mineralstoffen, Elektrolyten und Frucht- und Farbaromen versetzt sind. Elektrolyte sind außerdem für unseren Organismus sehr wichtig, da sie uns unter anderem vor Hitzeschäden schützen, die unser Leben zusammen mit einem Flüssigkeitsmangel bedrohen können. Zu den wichtigsten biologischen Elektrolyten zählen Calcium, Chlorid, Hydrogencarbonat, Kalium, Magnesium, Natrium und Phosphat.

Elektrolyte spielen eine wichtige Rolle in unserem Körper, da sie hauptsächlich für die Ausbreitung der Nervenerregung zuständig sind. Sie sind auch als Mineralien oder Ionen bekannt und sind in unserem Organismus nur in begrenzten Mengen enthalten. Diese Stoffe zerfallen in positiv und negativ geladene Ionen und sind deshalb auch in der Lage, Strom in einer wässrigen Lösung zu leiten. Da sie auf die Spannung der Zellmembranen einen direkten Einfluss haben, sind sie auch für die verschiedenen Prozesse der Kontraktion in unseren Muskeln verantwortlich. Ein Mangel an Mineralien kann sich also durch schmerzhafte Muskelkrämpfe ausdrücken. Die wichtigsten Ionen in unserem Organismus sind im Wasser von unserem Körper gebunden. Wenn wir viel schwitzen, dann verlieren wir auch sehr viele Elektrolyte. Dies ist auch der Grund, warum wir besonders an heißen Tagen sehr viel trinken müssen, da sonst der Elektrolytspiegel gefährlich fallen kann. Dies führt zu einer Dehydrierung, die mit Benommenheit, Übelkeit, Schwindel und Herz-Rhythmus-Störungen verbunden ist.

Besonders Leistungssportler müssen ganz besonders auf ihren Elektrolytspiegel achten, da sie natürlich extremen Belastungen ausgesetzt sind und deshalb auch einen weitaus höheren Bedarf an Flüssigkeit haben. Sie sind also auf eine Flüssigkeitsaufnahme mit Elektrolyten angewiesen, weshalb sie isotonischen Getränken beim Sport den Vorzug geben.

2. Wirksamkeit von Elektrolyten auf den Organismus

Elektrolyte oder Mineralien gehen aber nicht nur beim Leistungssport verloren. Auch häufiges Erbrechen, Durchfall oder übermäßiges Schwitzen kann zu einem Mangel führen. Da unser Körper nicht in der Lage ist, Calcium, Chlor, Kalium, Magnesium und Natrium selbständig zu bilden, ist er auf die Einnahme über die Nahrung angewiesen. Im Prinzip kann unser Organismus die richtige und benötigte Zusammensetzung der Mineralien durchaus durch Hormone regeln, denn, wenn beispielsweise der Elektrolytanteil zu hoch ist, dann wird er auch verstärkt ausgeschieden. Insbesondere bei einer gestörten Nierenfunktion kann es zu einer Ansammlung von Elektrolyten kommen. Sie werden also dann nicht mehr ausreichend von unserem Körper ausgeschieden. Auch die Einnahme von Medikamenten kann den Mineralienhaushalt deutlich beeinträchtigen und den Elektrolytspiegel durcheinanderbringen. Die Unterernährung, ein erhöhter Alkoholgenuss, sowie auch eine gestörte Funktion der endokrinen Drüsen führen ebenfalls zu einem Mangel an Elektrolyten.

Eine Elektrolytstörung liegt dann vor, wenn der gemessene Wert deutlich von dem Normspiegel der Elektrolyten abweicht. Ist dies über einen längeren Zeitraum der Fall, dann kann dies gegebenenfalls zu einer Übersäuerung, zu einem beeinträchtigten Nervensystem und im schlimmsten Fall zum Tode durch das Versagen der Organe führen. Schwere Elektrolytstörungen sind meistens bei Natrium, Kalzium oder Kalium der Fall, sie werden als medizinische Notfälle behandelt.

Eine leichte Störung, wie zum Beispiel die Übersäuerung, lässt sich mit dem Konsum von Wasser oder Vitamin-Wasser in der Regel problemlos wieder ausgleichen. Ist der Wassermangel oder die Dehydrierung schon zu weit fortgeschritten und kann nicht mehr durch Trinken ausgeglichen werden, dann ist eine elektrolythaltige Infusion unerlässlich. Schon bei einem Wassermangel von nur zwei Prozent in unserem Körper, können sich Beschwerden wie Mundtrockenheit einstellen, Kopfschmerzen, wenig Urin, niedriger Blutdruck und Schwindelgefühle. Weitere Symptome sind Sehstörungen, Aggressionen, geistige Verwirrung und Ohnmacht. Wird der Wassermangel nicht behoben, dann schwillt die Zunge stark an und es kommt zum Delirium. Wer allerdings über den Tag verteilt für eine optimale Flüssigkeitszufuhr sorgt, hat in der Regel damit keine Probleme. Wer nicht unbedingt Vitamin-Wasser zu sich nehmen möchte, sollte in diesem Fall auf Pektin haltiges Gemüse und Obst achten, sowie auch auf ballaststoffreiche Nahrungsmittel. Sie sind in der Lage, Wasser zu binden und geben es dann über den Darm langsam ab.

Elektrolyte steuern unseren Wasserhaushalt im Organismus, der für die Galle wichtig ist, sowie für die Magen- und Darmflüssigkeit, die Gelenkschmiere und auch für das Gehirnwasser. Sie sind für fast alle körperlichen Vorgänge von großer Bedeutung, da sie sich innerhalb und auch außerhalb der Körperzellen befinden. Unser Nervensystem ist übrigens auf Elektrolyte angewiesen, um Informationen und Impulse weiterzuleiten. Durch eine ausgewogene Ernährungsweise können ausreichend Mineralien aufgenommen werden. Sie sind in frischem Obst und Gemüse enthalten sowie auch in Vollkornprodukten. Es ist jedoch dabei unbedingt auf eine schonende Zubereitung zu achten, da ansonsten die wertvollen Inhaltsstoffe verloren gehen, wenn Gemüse beispielsweise zu lange gekocht, oder unter dem Wasserhahn zu lange gewaschen wird. In Süßspeisen und in Weißmehlprodukten sind übrigens so gut wie keine Mineralien enthalten, weshalb man den Konsum von diesen Lebensmitteln beschränken sollte. Vitamin-Wasser sind also durchaus empfehlenswert, da sie unseren Organismus mit wertvollen Nährstoffen versorgen und dadurch auch wirklich vielen Krankheiten vorbeugen können.

3. Warum ist Wasser für den Stoffwechsel überhaupt so wichtig?

Wasser ist, wie allgemein bekannt, die Quelle des Lebens, dabei bildet auch unser Körper KEINE Ausnahme. Die meisten Menschen machen sich allerdings überhaupt keine Gedanken über ihre eigenen Trinkgewohnheiten und trinken nur dann etwas, wenn sie ein ausgeprägtes Durstgefühl bemerken. Für unseren Organismus ist das Trinken aber fast noch viel wichtiger als die Nahrungsaufnahme. Ein Mensch kann durchaus mehrere Wochen ohne Essen überleben, aber nur einige Tage ohne Flüssigkeitsaufnahme, da unser Körper zu fast zwei Dritteln aus diesem lebensnotwendigen Element besteht. Wasser ist das Transportmittel für Blut, Schweiß und auch für Harn. Auch, ist es für die meisten Zellstoffe ein notwendiges Lösungsmittel. Die Körpertemperatur wird durch das enthaltene Wasser, durch Schwitzen und Schweiß geregelt. Um den Flüssigkeitsspiegel also aufrechtzuhalten, müssen die ständigen Verluste regelmäßig durch eine optimale Flüssigkeitszufuhr ausgeglichen werden, da wir auch täglich große Mengen davon ausscheiden, ohne groß darauf zu achten. Ein Teil von unserem Bedarf wird zwar durch die Nahrung abgedeckt, ist aber längst nicht allein ausreichend. Nicht umsonst liegt die empfohlene Menge an Flüssigkeit bei mindestens zwei Liter Wasser täglich. Übrigens fühlen wir erst dann Durst, wenn bereits ein Flüssigkeitsdefizit vorhanden ist!

Ein Wasserverlust von nur zwei Prozent, von unserem Körpergewicht, kann dazu beitragen, dass die Leistungsfähigkeit dadurch stark beeinträchtigt wird. Durst bekommen wir, wenn bereits ein halbes Prozent fehlt. Obwohl unser Organismus in der Lage ist, einen geringen Wassermangel wieder auszugleichen, ist dies für unsere Gesundheit auf Dauer sehr gefährlich. Es führt zu trockener Haut und ausgetrockneten Schleimhäuten, weshalb wir auch weitaus anfälliger für Bakterien und Viren sind. Auch kommt es bei einem Flüssigkeitsmangel zu Verstopfung, Harninfektionen und Nierenbeschwerden. Wenn wir viel zu wenig trinken, dann wird unser Körper auch schlechter mit Blut versorgt, was zu einer nachlassenden Gehirnleistung und zu Konzentrationsstörungen führen kann. Fehlende Flüssigkeit in unserem Körper drückt sich nicht nur durch Durstgefühle aus, sondern auch durch Appetitlosigkeit, einen trockenen Mund, Kopfschmerzen und durch Übelkeit. Unser Organismus schlägt also deutlich Alarm, wenn er nicht ausreichend versorgt wird.

Der Wasserbedarf ist höher bei starkem Schwitzen, bei körperlichen Anstrengungen, bei Durchfall oder bei Erbrechen, bei Fieber und auch bei einer Diät. Allerdings trinken vor allem ältere Menschen nur sehr wenig, da im Alter das Empfinden nach Durst deutlich nachlässt. In vielen Fällen wird von ihnen aber auch das Trinken einfach nur vergessen oder sie scheuen es, in der Nacht öfter auf die Toilette gehen zu müssen. Die Deutsche Gesellschaft für Ernährung empfiehlt deshalb speziell für ältere Erwachsene eine Dosierung von 2,25 Litern, von denen allerdings ein Drittel Bestandteil von fester Nahrung sein sollte. Also Milchprodukte, Salate und auch Obst. Die anderen zwei Drittel sollten sich aus geeigneten Getränken, wie beispielsweise Vitamin-Wasser oder aus magenschonenden Tees zusammensetzen.

Die empfohlene Trinkmenge muss auf jeden Fall gleichmäßig über den Tag verteilt werden. Natürlich nicht nur bei älteren Erwachsenen, sondern selbstverständlich in jeder Altersgruppe. Es ist ratsam, am Arbeitsplatz oder auch zu Hause, ein Getränk in auffallender Sichtnähe zu haben, damit man auch wirklich an das Trinken erinnert wird. Es sollte jedem auch klar sein, dass zu jeder Mahlzeit auch ein passendes Getränk gehört, da dadurch die Speisen besser verdaulich werden und unser Körper noch zusätzlich wichtige Flüssigkeit erhält.

Unser Stoffwechsel muss alle Körperzellen versorgen, damit wir uns auch so richtig wohlfühlen und Giftstoffe abgebaut und ausgeschieden werden können. Allerdings kann er auch nur dann gut arbeiten, wenn wir ihm die entsprechenden Voraussetzungen hierzu liefern. Unter

Stoffwechsel versteht man den Vorgang, alles, was wir zu uns nehmen, auch richtig und passend zu verarbeiten. Die Nahrung wird also von unserem Metabolismus erst einmal zerkleinert und dann nach seiner Nutzbarkeit aussortiert. Enthaltene Nährstoffe werden je nach Bedarf verteilt und zu den Zellen transportiert. Alle Stoffe, die für unseren Körper nicht nützlich sind, müssen so schnell wie möglich wieder ausgeschieden werden, um einen guten Gesundheitszustand zu garantieren. Unser Stoffwechsel hält unsere Körperfunktionen in Schwung, er versorgt uns mit Wärme oder mit Energie und ist bei notwendigen Regenerationsprozessen beteiligt. Auch, ist der Stoffwechsel mit der Hauptverantwortliche, ob wir abnehmen, zunehmen oder wachsen. Ein schwerfälliger Stoffwechsel beispielsweise, ist der Grund, warum manche Menschen sehr schnell Gewicht zulegen und auch mit vielen Diäten oder mit Sport einfach nicht abnehmen können. Ein schneller Stoffwechsel hingegen ist meistens bei besonders schlanken Menschen der Fall, die gerne noch etwas Gewicht ansetzen möchten.

Ein gestörter Stoffwechsel kann aber nicht nur Übergewicht und Untergewicht zur Folge haben, sondern sogar Depressionen, Rheuma, Diabetes mellitus, gestörte Schilddrüsenfunktionen und Wachstumshormonmangel. Es ist deshalb sehr wichtig, den Stoffwechsel auf natürliche Weise wieder in den Griff zu bekommen. Dies ist möglich, indem eine Ernährungsumstellung durchgeführt wird, bei der der Stoffwechsel durch Eiweiße, Fette und Kohlenhydrate gut versorgt wird, sowie auch durch körperliche Aktivitäten und einen möglichst stressfreien Lebensstil. Aber auch Wasser ist optimal, um den Stoffwechsel besser anzuregen.

Man geht davon aus, dass ein erwachsener Mensch täglich über zwei Liter Wasser verliert. Dies geschieht vorwiegend durch den Urin, durch die Haut und auch über die Atmung. Diese große Flüssigkeitsmenge ist ein Durchschnittswert, weshalb auch die empfohlene Flüssigkeitszufuhr diesem Wert entspricht. Im Prinzip muss jeder Mensch so viel trinken, wie er auch persönlich benötigt, da nicht jeder Körper oder Stoffwechsel mit einem Anderen vergleichbar ist. Bei Stress und

Schlafmangel, sowie auch bei der Aufnahme von giftigen Schadstoffen, wie Nikotin oder Alkohol, liegt übrigens ebenfalls ein höherer Flüssigkeitsbedarf vor. Auch bei einem hohen Körpergewicht ist klar, dass dieser Organismus auf viel mehr Wasser angewiesen ist, als eine untergewichtige Person.

Es ist empfehlenswert, vor dem Essen ein großes Glas Wasser zu trinken. Dadurch wird der Energieumsatz über einen längeren Zeitpunkt hin, gesteigert. Auch können dabei noch zusätzliche Kalorien verbrannt werden. Wer es also problemlos schafft, am Tag über zwei Liter Wasser zu trinken, kann dabei sogar noch wie „unbeabsichtigt" abnehmen. Sie sollten sich auch bewusst sein, dass Sie selbst diese Effekte noch speziell durch Vitamin-Wasser aus Obst und Kräutern unterstützen können, weshalb wir in den nachstehenden Kapiteln auch etwas näher auf die jeweiligen Rezepte eingehen werden.

Nur mit Wasser ist unser Organismus in der Lage, jeden Tag die aufgenommenen Schadstoffe auszuscheiden. Diese werden durch Umwelt- und Wohngifte aufgenommen, sowie natürlich auch durch die Ernährung. Je mehr schädliche Substanzen wir aufnehmen, desto höher ist auch unser Wasserbedarf. Ungünstige Getränke für unseren Stoffwechsel sind beispielsweise Alkohol, Kaffee und schwarzer Tee, Softdrinks, zuckerhaltige Getränke, Obstkonzentrate oder fertig gekaufte Fruchtsäfte. In den meisten Obstsäften ist nicht nur sehr viel Fruchtzucker enthalten, sondern auch noch zusätzlicher Zucker. Fruchtzucker, wird übrigens viel schneller von unserem Organismus in Fett verwandelt als der normale Haushaltszucker. Auch erhöht er den Harnsäurespiegel sowie das Risiko an Diabetes zu erkranken. Die typischen Limonaden- und Cola-Getränke enthalten ebenfalls sehr viel Zucker und können zu großen gesundheitlichen Schäden führen. Wird unser Stoffwechsel angeregt, dann wird die Einlagerung von Schlacken und Giftstoffen dadurch vermieden. Schlacken, sind übrigens die in unserem Körper deponierten Säuren und Gifte. Sie müssen neutralisiert werden, damit sie unsere Organe nicht verätzen. Gicht, zum Beispiel, ist die Folge von der Ablagerung und Schlacken der Harnsäure. Schlacken sind also von unserem Körper gebildete Salze, die bei einem guten Gesundheitszustand über die Nieren, die Haut, die Lunge und dem Darm problemlos ausgeschieden werden. Ist dies nicht der Fall, dann kommt es zu den oben erwähnten Krankheiten.

Schlacken müssen also unbedingt aus unserem Körper entfernt werden, wenn wir nicht krank werden wollen. Aber sie können auch zu einer Übersäuerung und dadurch zu einer Schwäche des Bindegewebes beitragen. Bei sehr vielen Frauen wird die Bindegewebsschwäche übrigens mit ausgeprägten Dellen am Po und an den Beinen ersichtlich. Wird das Bindegewebe nicht entlastet, dann sammeln sich verständlicherweise im Laufe der Jahre auch immer mehr Schlacken an und die Cellulite wird zusammen mit Krampfadern noch viel intensiver. Es ist also auch in dieser Hinsicht ratsam, die Stoffwechselabfallprodukte aus unserem Körper zu entfernen, um unser Bindegewebe wieder zu entlasten, damit die Haut auch nicht mehr so schlaff und faltig ist. Vitamin-Wasser ist also nicht nur zum Entschlacken ideal, sondern auch für unsere Hautprobleme. Am besten, Sie besorgen sich schon jetzt eine schöne Glaskaraffe, praktische Trinkflaschen für unterwegs, und einen verschließbaren Krug oder ein Weckglas, damit Sie Ihr Aroma-Wasser mit Früchten und mit Kräutern selbst zubereiten können.

Wenn Sie es bis jetzt noch nicht gewohnt sind, größere Mengen an Wasser zu trinken, dann stellen Sie doch einfach eine auffallende 1,5 Liter Flasche in Ihre unmittelbare Sichtnähe und versuchen Sie, diese bis zum Schlafengehen zu leeren. Sie werden dann schon nach wenigen Tagen feststellen können, wie sich nicht nur Ihr allgemeines Wohlbefinden dadurch bessert, sondern auch Ihre Haut. Es ist allerdings ratsam, Ihren Körper erst einmal langsam daran zu gewöhnen, um die Nieren nicht unnötig zu überbeanspruchen. Wenn Sie die 1,5 Liter Flasche dann problemlos austrinken können, dann können Sie Ihre tägliche Dosis auch gerne noch etwas erhöhen.

4. Aroma-Wasser mit Früchten

Wenn man sich die Studien von den meisten Fertigprodukten, von Wasser mit Geschmack, ansieht, dann vergeht einem in der Regel auch die Lust, Wasser zu trinken, da die meisten Produkte voller künstlicher Zusatzstoffe stecken. Das Trinken kann aber mit dem selbstgemachten Aroma-Wasser sogar schon fast zu einer Sucht werden, wenn man verschiedene Rezepte einfach nach Lust und Laune ausprobiert. Es schmeckt am besten, wenn es einige Stunden lang in einem verschließbaren Krug im Kühlschrank stehen bleibt, damit das Fruchtaroma dabei noch intensiver wird. Jedes Glas selbstgemachtes Aroma-Wasser wird zu einem neuen Erlebnis, da es Hunderte von Rezepten zum Ausprobieren gibt, die auf jeden Fall für eine ausgezeichnete Versorgung mit Flüssigkeit sorgen. Wasser mit Geschmack hat so gut wie keine Kalorien und ist noch dazu sehr preiswert. Für die Zubereitung sollten Sie jedenfalls unbehandelte Zutaten in Bioqualität nehmen. Geeignetes Wasser ist entweder frisches Leitungswasser oder natürlich auch Mineralwasser. Aroma-Wasser ist schnell zubereitet und in einer schönen Karaffe serviert, auch ein ganz toller Blickfang, für den sich sicherlich auch so richtig typische Trinkmuffel begeistern werden.

Leckeres Vitamin-Wasser lässt sich aus folgenden Obstsorten herstellen:

- Ananas
- Äpfel
- Beeren
- Granatäpfel
- Grapefruit

- Kirschen
- Kiwi
- Mango
- Melonen
- Orangen
- Trauben
- Zitronen

Aroma-Wasser lässt sich aus allen Obstsorten zubereiten. Die möglichen Kombinationen sollten Sie einfach nach Ihrer eigenen Geschmacksrichtung ausprobieren oder sich auch einfach nur nach dem optischen Effekt richten.

Ananas und Zitrone

Ananas gibt natürlich jedem Wasser einen guten Geschmack. Mit Zitrone kombiniert, hat es zudem auch eine entzündungshemmende und erfrischende Wirkung.

Apfel und Zimt

Bei diesen beiden Zutaten handelt es sich um entzündungshemmende Wirkstoffe, die sich ebenfalls vorteilhaft auf den Stoffwechsel auswirken. Eine Stange Zimt und einige, dünn geschnittene, Apfelscheiben mit Schale sind ausreichend.

Brombeeren und Blaubeeren

Füllen Sie in ein passendes Weckglas einen Liter Wasser mit einer halben Tasse Brombeeren und einer halben Tasse Blaubeeren. Dieses Getränk sollte verschlossen mindestens eine Stunde im Kühlschrank stehen bleiben.

Erdbeeren mit Basilikum

Eine halbe Tasse Erdbeeren mit einigen Blättern frisch zerkleinerten Basilikums ist wirklich köstlich und erfrischend und mit Eiswürfel serviert, genau das richtige Getränk für besonders heiße Sommertage.

Erdbeeren mit Zimt

Eine Stange Zimt mit einer Handvoll Erdbeeren sind nicht nur ein toller Blickfang, sondern auch ideal, um den Stoffwechsel anzukurbeln. Man kann übrigens die Erdbeeren auch mit den grünen Blättern direkt in ein Glas oder in die Wasserkaraffe geben.

Grapefruit und Apfel

Einige Scheiben Grapefruit und Apfelscheiben sind für das Vitamin-Wasser ausreichend. Beide Obstsorten sind sehr gute Antioxidantien und enthalten noch dazu viele wertvolle Vitamine.

Kirschen

Egal, ob Sauerkirschen, Acerola Kirschen oder süße Kirschen - alle Kirschsorten eignen sich sehr gut für die Herstellung von Aroma-Wasser. Eine Handvoll Kirschen in das Weckglas geben und kalt stellen.

Kiwi

Kiwi-Wasser, ist ebenfalls ein toller Hingucker. Die Kiwi wird dabei mit der Schale einfach nur in dünne Scheiben geschnitten. Sie lässt sich übrigens hervorragend mit Preiselbeeren oder auch mit Minze kombinieren.

Mango mit Ingwer

100 Gramm Mango sind bereits ausreichend für einen Liter Vitamin-Wasser. Der Ingwer ist ideal gegen Übelkeit und hat auch eine schmerzlindernde Wirkung, vom exotischen Geschmack dieser Mischung einmal komplett abgesehen.

Melonen

Fünf große Melonenstücke sind in der Regel ausreichend für ein Weckglas. Es kann sich dabei auch um eine Mischung von verschiedenen Sorten handeln, also Honigmelone und Wassermelone, damit der Geschmack noch fruchtiger wird.

Orangen mit Blaubeeren

Für ausreichend Vitamine sorgt auch das Orangenwasser mit einer Handvoll Blaubeeren. Eine kleine Orange ist für einen Liter Wasser ausreichend.

Orangen mit Preiselbeeren

Bei diesem Vitamin-Wasser aus Früchten handelt es sich um ein vitaminreiches Antioxidans. Für ein Weckglas sind eine halbe Tasse Beeren und eine halbe Orange ausreichend.

Orangen mit Zitronen

Eine halbe Orange und eine kleine Zitrone in dünne Scheiben schneiden und mit Wasser in ein Weckglas geben und für mindestens eine Stunde lang kalt stellen. Dieses Rezept versorgt uns mit vielen wichtigen Vitaminen.

Traubenwasser

Egal ob helle oder dunkle Trauben - sie eignen sich ebenfalls ausgezeichnet, um ein erfrischendes Vitamin-Wasser herzustellen. Einfach nur eine Handvoll Trauben in das Weckglas geben und kalt stellen.

Wassermelone mit Rosmarin

150 Gramm Wassermelone, oder, je nach Geschmack natürlich auch etwas mehr, sind ausreichend für die Herstellung von einem Liter Vitamin-Wasser. Mit einem Zweig Rosmarin dazu wird die Fettver-

brennung angekurbelt und unser Feuchtigkeitsspeicher ausgezeichnet wieder aufgefüllt.

Zitronenwasser mit Minze

Eine Zitrone, in Scheiben geschnitten, mit fünf oder sechs frischen Minzblättern wirken so richtig erfrischend und fördern noch dazu die Verdauung.

Welche Eigenschaften haben diese Obstsorten?

Die **Ananas** eignet sich hervorragend für das Aroma-Wasser, da sie zahlreiche Vitalstoffe enthält. Diese tropische Frucht deckt bereits mit einer Portion unseren Bedarf an Vitamin C. Aber auch wichtige Mineralien und Spurenelemente sind darin enthalten. Dazu zählen unter anderem Kalzium, Eisen, Kalium, Kupfer und Mangan. Für die verdauungsfördernde Wirkung ist das eiweißspaltende Enzym Bromelain zuständig. Natürliche Verdauungsenzyme tragen übrigens laut zahlreichen Studien zu einer Verbesserung von zahlreichen Krankheiten, wie Krebs und Magen- und Darmproblemen, bei. Bromelain hat eine große entzündungshemmende Wirkung. Die Ananas ist in vielen Naturvölkern ein beliebtes Heilmittel gegen Skorbut, Blasen- und Nierenbeschwerden, bei Venenerkrankungen und auch bei Halsschmerzen. In einigen Urvölkern kam diese Frucht auch zur Behandlung von Parasiten, Tripper und Scharlach erfolgreich zum Einsatz. Die Ananas ist bei uns schon lange bekannt dafür, dass sie sich hervorragend zum Entschlacken eignet, da frischer Saft oder auch das Vitamin-Wasser mit Ananas behilflich ist, die vorhandenen Schlacken aus dem Organismus zu spülen. Je nach Sorte kann diese Frucht bis zu 15 Prozent Fruktose und rund 8 Prozent Zitronensäure enthalten. Wer einen empfindlichen Magen oder Leberprobleme hat, sollte sich deshalb für reife Ananas entscheiden, da sie weniger Säure enthalten.

Äpfel sind ebenfalls schon lange für ihre Heilwirkungen bekannt. In diesem Obst sind sehr viele Antioxidantien enthalten, die wie bei der

Ananas, eine entzündungshemmende Wirkung aufweisen. Vitamin-Wasser mit Apfelscheiben ist deshalb auch für Menschen interessant, die sich nicht unbedingt für diese Frucht begeistern können. Äpfel sind ideal, um die Leber und den Darm zu reinigen, sie haben eine positive Wirkung auf unser Gehirn, beim Abnehmen, und haben zudem eine vorbeugende Wirkung in Hinsicht auf Krebs. Beim Apfel spielen die enthaltenen sekundären Pflanzenstoffe eine wichtige Rolle für unsere Gesundheit - sie sind auch unter dem Namen Phytamine bekannt. Übrigens stärkt diese Frucht auch die Lungenfunktion aufgrund seines hohen Flavonoidanteils, weshalb sie auch ideal als Ergänzung für Atembeschwerden ist. Mit Äpfeln lassen sich leckere und wirklich sehr gesunde Vitamin-Wasser herstellen. Es ist sehr ratsam, auch die Schale zu verwenden, da sich dort die wichtigsten Inhaltsstoffe befinden. Beim Einkauf sollten Sie sich nicht ausschließlich nach der glänzenden Schale richten, da matte Äpfel in der Regel nicht nur frischer sind, sondern auch weitaus geschmackvoller.

Beeren sind bekannterweise optimal zum Abnehmen, da sie im Vergleich zu anderen Früchten nur wenige Kalorien enthalten. Zum Beerenobst zählen Brombeeren, Erdbeeren, Goji-Beeren, Johannisbeeren, Heidelbeeren, Preiselbeeren und Stachelbeeren. Sie sind für unsere Gesundheit wirklich außergewöhnlich, da sie uns unter anderem auch behilflich sind, viel länger jung zu bleiben. Sie haben eine starke antioxidative Wirkung, stärken unser Immunsystem und verhindern Infektionen.

In Beeren ist viel Vitamin C enthalten, Eisen, Folsäure, Kalium, Kalzium und auch Magnesium. Sie sind ideal bei Hautproblemen und helfen, unser Blut und unsere Organe sauber zu halten. Beeren sind übrigens auch gute natürliche Abführmittel. Sie sind auch noch für ihre antibakterielle Wirkung bekannt. Ansonsten haben die verschiedenen Beerensorten auch noch andere positive Eigenschaften. Heidelbeeren, beispielsweise. sind empfehlenswert, um die Gehirnfunktionen zu unterstützen. Himbeeren enthalten viele wichtige Vitamine B und helfen bei Menstruationsbeschwerden. Goji-Beeren erhöhen die Energie und helfen bei Prostataproblemen. Beeren sind also so richtig gute und bunte Vitaminbomben, die als selbstgemachtes Aroma-Wasser dann mehr als nur ein toller optischer Blickfang werden, da sie auch noch wirklich lecker schmecken.

Granatäpfel enthalten viele Vitamine und wertvolle Mineralstoffe. Sie zählen ebenfalls mit zu den bekanntesten Heilfrüchten. Sie haben eine positive Wirkung bei der Behandlung von Leberschwäche, Arteriosklerose und Herz-Kreislauf-Problemen. Auch für die Gehirnleistung sollen Granatäpfel ein gutes Mittel sein. Für unseren Körper sind die bioaktiven Inhaltsstoffe, Flavonoide und Polyphenole, sehr wichtig. Sie hemmen Entzündungen und helfen gegen oxidativen Stress. Granatäpfel lassen sich sehr vielseitig einsetzen. Das fruchtig-saure Aroma vom Saft oder von den Kernen ist in Salaten oder auch in Saucen häufig zu finden. Für das Vitamin-Wasser ist es ratsam, den Granatapfel über einer Schüssel in der Mitte zu teilen und dann mit einem Löffel die Kerne zu lösen. Es ist ratsam, hierzu sicherheitshalber eine Küchenschürze anziehen, da die Flecken vom Saft nur schwer aus der Kleidung zu entfernen sind. Es ist übrigens nicht unbedingt notwendig, den Granatapfel für das Aroma-Wasser zu schälen, obwohl man mit der Schale natürlich auch einen Tee davon zubereiten kann. Dabei wird die Schale nur kurz aufgekocht. Ansonsten kann die halbierte Frucht mit der Schale und auch mit den Kernen in ein geeignetes Weckglas gegeben werden.

Die **Grapefruit** zählt zu den Zitrusfrüchten und hat einen etwas bitteren Geschmack. Sie ist ideal für ein erfrischendes Vitamin-Wasser mit fast keinen Kalorien und sehr viel Vitamin C. Aber auch Vitamin A, Vitamin B, Kalium, Kalzium und Magnesium sind in größeren Mengen vorhanden. Die, in dieser Frucht enthaltenen Bitterstoffe, sind in der Lage, die Verdauung und die Fettverbrennung anzukurbeln und Cholesterin abzubauen. Die Grapefruit hat eine antimikrobielle und entzündungshemmende Wirkung. Sie ist übrigens auch sehr vorteilhaft in Hinsicht auf die Haut, da diese Frucht auch äußerlich aufgetragen werden kann. Ansonsten eignet sie sich aufgrund ihres Geschmackes vorzüglich für ein selbstgemachtes Aroma-Wasser. Gegebenenfalls kann man natürlich noch etwas Stevia hinzufügen, falls das Vitamin-Wasser zu sauer sein sollte. Allerdings kann die Grapefruit, als Frucht oder Saft verzehrt, auch die Wirkung von einigen Medikamenten verstärken wie zum Beispiel bei speziellen Herzmitteln, Schmerztabletten oder auch bei Antibiotika. Wer also auf eine regelmäßige Arzneimitteleinnahme angewiesen ist, sollte diese Frucht nur als Vitamin-Wasser konsumieren, um mögliche Wechselwirkungen auszuschließen.

Kirschen schmecken nicht nur köstlich, sondern sie sind auch sehr gesund. In diesem Obst sind zahlreiche Vitamine, Mineralstoffe und Spurenelemente enthalten, darunter auch Magnesium, Zink und Folsäure. Sie schützen uns vor oxidativem Stress, verringern Entzündungen und auch die Bildung von Blutgerinnseln, weshalb durch einen häufigen Verzehr von Kirschen das Risiko von Herzinfarkten vermindert werden kann. Auch Gichtattacken und das Krebsrisiko können durch Kirschen reduziert werden. Kirschen können uns auch behilflich sein, besser zu schlafen, da in dieser Frucht Melatonin enthalten ist. Dabei handelt es sich um ein schlafregendes Hormon. Sie sind jedoch auch leider leicht verderblich. Das Vitamin-Wasser mit Kirschen sollte deshalb nicht länger als 48 Stunden im Kühlschrank aufbewahrt werden. Damit sie Ihre volle Wirkungskraft im Wasser entfalten können, ist es empfehlenswert, die Stiele und Kerne zu entfernen. Eine Handvoll Kirschen. als Aroma-Wasser, bieten einen fruchtigen Geschmack an, den man zusätzlich noch mit etwas Minze, Zimt oder anderen Früchten variieren kann. Kirschen mit Mango, grünen Trauben, Orangen oder auch mit Kiwi, als Vitamin-Wasser, schmecken lecker und sind auch für Trinkmuffel schon alleine von der Optik her ein sehr guter Anreiz, etwas mehr Flüssigkeit zu sich zu nehmen.

Kiwi enthält vorwiegend Antioxidantien und Vitamin C, übrigens viel mehr, als in Zitronen oder Orangen vorhanden sind. Vom Geschmack her ist diese exotische Frucht eine vergleichbare Mischung zwischen Erdbeeren mit Banane und Ananas. Ansonsten ist die Nährstoffdichte der Kiwi viel höher, als das bei anderen Obstsorten der Fall ist. Enthalten sind unter anderem Vitamin B, Vitamin E, Vitamin K, Beta Carotin und Kalium. Aber auch wichtige Ballaststoffe, Säuren und Mineralien sind in dieser kleinen Frucht enthalten. Kiwis sind preiswert, lecker und wirken sich vor allem auch vorteilhaft für sehr viele Krankheiten aus. Sie sind verdauungsfördernd, weiten die Blutgefäße, regeln den Bluthochdruck und stärken unser Immunsystem. Kiwis schützen uns ebenfalls vor oxidativem Stress und können deshalb zu einem längeren und gesünderen Leben beitragen. Es ist also schon alleine aufgrund der zahlreichen positiven Wirkungen ratsam, Kiwis für das Vitamin-Wasser in Erwägung zu ziehen. Sie lassen sich vom Geschmack her sehr gut mit Zitronen, mit Erdbeeren, Ananas und auch mit Mangos oder Papayas kombinieren.

Mango ist eine der beliebtesten Tropenfrüchte. Das saftig-süße Fruchtfleisch kommt bei uns jetzt auch immer mehr bei der Speisezubereitung zum Einsatz. Obwohl sie im Vergleich zu anderen Obstsorten relativ viel Zucker enthält, ist sie sehr gesund. Enthalten sind vorwiegend Vitamin C, Vitamine B, Vitamin E sowie auch Beta-Carotin und Folsäure. Mangos haben eine entwässernde und abführende Wirkung, da sie sehr gut verdaulich sind. Sie regen unseren Stoffwechsel an, stärken das Immunsystem, sind positiv für unsere Augen, regulieren den Blutdruck, tragen zu einer besseren Wundheilung bei und sorgen auch noch für unsere geistige Fitness. Auch für die Haut hat diese leckere Frucht einen ausgezeichneten Effekt, da sie vor Alterungserscheinungen schützt. Sie können deshalb durchaus, Ihre, für das Vitamin-Wasser verwendeten Mangostücke, vor dem Entsorgen noch als äußerliche Hautpflege anwenden. Beim Kauf einer Mango sollten Sie darauf achten, ob sie auch wirklich schon reif ist. Sind auf der Schale schwarze Punkte ersichtlich, dann ist die Frucht auch schon vollständig reif und sollte deshalb unbedingt innerhalb von 48 Stunden verzehrt werden, da sie ansonsten zu gären beginnt. Außerdem können Sie sich bei der Auswahl auch nach dem süßen Geruch richten. Wenn Sie Mangos auf Vorrat einkaufen möchten, dann heben Sie diese bitte NICHT im Kühlschrank auf. Zumindest nicht dann, wenn sie noch nicht richtig reif sind, da ansonsten der Geschmack negativ durch die Kälte beeinträchtigt wird.

Melonen enthalten viel Wasser und eignen sich ausgezeichnet für die Herstellung von Aroma-Wasser, da ihr Geschmack in der Regel süß und saftig ist. Sie tragen ebenfalls sehr gut zu einem besseren Gesundheitszustand bei, egal, ob es sich dabei um Zuckermelonen, Honigmelonen oder um Wassermelonen handelt. Sie wirken harntreibend und abführend, stärken unser Immunsystem und regulieren den Bluthochdruck. Auch sind Melonen in der Lage, Säuren zu neutralisieren. Da sie nur sehr wenig Kalorien haben, sind sie auch bei Diäten sehr empfehlenswert. Ansonsten ist diese Obstsorte auch gegen Dehydrierung und Kopfschmerzen geeignet, bei Arthritis, Gicht und Rheuma, sowie auch gegen Fettleibigkeit. Wassermelonen eignen sich übrigens hervorragend, um unseren Organismus zu entsäuern und zu entgiften. Es ist klar, dass man dabei auch noch viel Gewicht verlieren kann. Wassermelonen für das Vitamin-Wasser können Sie beispielsweise auch mit einigen Gurkenscheiben mischen, um die Wirkung für eine gewünschte Entgiftung noch zu verstärken. Wir gehen aber später noch etwas genauer auf spezielle Detox-Rezepte ein.

Orangen sind beliebte Vitamin-C-Lieferanten, obwohl wir Ihnen in dieser Hinsicht auch andere interessante Alternativen genannt haben. Fest steht auf jeden Fall, dass diese Zitrusfrucht noch viel mehr, als nur Vitamin C, zu bieten hat. Orangen enthalten auch noch Vitamin A und B, Eisen, Magnesium, Phosphor und Kalium. Aufgrund ihrer ausgezeichneten Nährwerte ist diese Frucht ideal, um das Immunsystem zu stärken und um gesundheitlichen Problemen vorzubeugen. Die in dieser Obstsorte beinhalteten Antioxidantien verringern und bekämpfen den oxidativen Stress, so dass die Zellalterung durch einen regelmäßigen Verzehr dadurch gemindert werden kann. Der Saft und auch das Fruchtfleisch tragen dazu bei, unser Blut zu reinigen und Nierensteine auszuscheiden. Auch Hautausschläge lassen sich mit Orangen behandeln. Frisch gepresster Saft ist übrigens auch ein optimales Mittel, um die Atemwege zu stärken und um den Schleim besser und leichter auszuscheiden. In Hinsicht auf das Vitamin-Wasser kann man die Orangen ebenfalls mit Zitronen mischen, oder auch etwas Zimt und frischen Ingwer hinzufügen. Übrigens sind in der Schale mehr Vitamine enthalten, als im Fruchtfleisch. Sie können also durchaus auch die Orangenschalen für Ihr Aroma-Wasser benützen.

Trauben bringen Farbe ins Spiel und haben einen wirklich köstlichen Geschmack. In Bezug auf unsere Gesundheit sind Trauben ausgezeichnet, da sie viele wichtige Nährstoffe beinhalten. Rote Weintrauben, beispielsweise, enthalten sehr viele Antioxidantien, sie haben eine antibakterielle Wirkung und reinigen unser Blut. Da in den roten Trauben auch Folsäure enthalten ist, kann in der Schwangerschaft die Zellteilung angekurbelt werden. Dies ist auch der Grund, warum viele Frauenärzte, zumindest in den ersten Schwangerschaftsmonaten, zum Konsum dieser Frucht raten. Ansonsten kurbeln Weintrauben die Verdauung an, wirken vorbeugend gegen Alzheimer, Prostata und Krebs und verbessern den Transport vom Sauerstoff im Blut. Weiße Trauben enthalten übrigens im Vergleich zu der roten Sorte viel weniger Zucker, weshalb der Geschmack auch etwas bitter ist. Für Ihr Vitamin-Wasser ist es empfehlenswert, auf Bioqualität zu achten. Auch gründliches Waschen mit warmen Wasser ist bei dieser Frucht vor der weiteren Verwendung angebracht, um unerwünschte Schadstoffe abzuspülen. Trauben lassen sich sehr gut mit allen anderen Obstsorten für das Aroma-Wasser kombinieren. Es ist übrigens nicht unbedingt notwendig, die Kerne für die Zubereitung von Ihrem Trinkwasser zu entfernen.

Zitronen sind bekannt für ihre antibakterielle Wirkung und schon seit zig Jahren ein sehr beliebtes Allzweckmittel, weshalb sie auch in vielen Haushalten zu Reinigungszwecken verwendet werden. Sie enthalten viel Vitamin C, aber auch B-Vitamine, Eisen, Magnesium, Kalzium und Kalium. Zitronen haben einen basenbildenden Effekt und sind deshalb empfehlenswert, um den pH-Wert wieder auszugleichen, was bei einer Übersäuerung unerlässlich ist. Aber auch die blutreinigende und fiebersenkende Wirkung dieser Frucht ist kein Geheimnis.

Zitronen stärken zudem auch noch das Immunsystem, die enthaltenen Antioxidantien bekämpfen vorhandene freie Radikale und können deshalb auch der vorzeitigen Alterung entgegenwirken. Zitronen helfen bei Verstopfungen und Blähungen, bei Husten und Halsschmerzen, bei Sodbrennen, Übelkeit und auch bei Parasiten. Auch sorgt eine langfristige Einnahme für eine strahlende Haut und glänzende Haare. Der Stoffwechsel und die Fettverbrennung werden durch diese Frucht optimal angekurbelt. Zitronenwasser mit frischem Ingwer und einigen Minzblättern ist ein gutes Rezept zum Abnehmen oder für den Durst bei großer Hitze. Ihr Vitamin-Wasser sollten Sie unbedingt auch aus Zitronen herstellen, da es die Nieren hervorragend reinigt und noch dazu die Gelenke schützen kann. Darüber hinaus hat dieses Aroma-Wasser auch eine sehr gute entgiftende Wirkung, so dass Sie dadurch Schadstoffe in Ihrem Körper viel besser durch den Urin ausscheiden können.

Im Prinzip können Sie alle Früchte (außer Bananen!) für die Zubereitung von Ihrem gesunden Vitamin-Wasser verwenden und Ihrer Fantasie dabei freien Lauf lassen. Sie werden erstaunt sein, wie vorteilhaft Ihr Körper auf diese neue Form von Hydration reagieren wird, da er nicht nur mit ausreichend Flüssigkeit versorgt wird, sondern auch mit hochwertigen Vitaminen und Mineralstoffen.

5. Aroma-Wasser mit Kräutern

Im letzten Kapitel haben wir Ihnen einige Rezepte für Ihr Vitamin-Wasser mit Früchten gegeben. Aber auch Kräuter können sehr viel für einen besseren Gesundheitszustand beitragen und den Geschmack noch speziell herausstreichen. Es gibt sehr viele Kräuter, mit denen Sie auch reine Kräuter-Wasser herstellen können. Lassen Sie sich von den nachstehenden Erklärungen und Geschmacksrichtungen überraschen!

Kräuter haben sehr viele Heilstoffe. Für die Zubereitung vom aromatisierten Wasser ist es ratsam, die Kräuter frisch zu besorgen und vor der Verwendung am besten mit einem Mörser leicht zu zerstoßen.

Köstliches aromatisiertes Wasser lässt sich aus folgenden Kräutern herstellen:

- Basilikum
- Dill
- Fenchel
- Lavendel
- Melisse
- Minze
- Rosmarin
- Salbei
- Thymian

Basilikum mit Gurken und Ananas

Fünf Blätter Basilikum, eine Tasse Ananas und eine halbe Gurke mit Wasser aufgießen und dann für mehrere Stunden im Kühlschrank kalt stellen. Sie können auch gerne die Ananas weglassen und dieses Rezept mit Erdbeeren ausprobieren, oder anstatt der Gurke, dafür Zitronen verwenden.

Dill mit Gurken

Dill schmeckt zu Gurken einfach fantastisch und beide Zutaten für das Vitamin-Wasser haben einen extrem erfrischenden Effekt, weshalb dieses Rezept ideal für besonders heiße Sommertage ist. Eine halbe Gurke mit etwas Dill am besten über Nacht im Weckglas stehen lassen.

Fenchel mit Apfel

Eine dünne Scheibe Apfel mit einigen Zweigen Fenchel in das Weckglas geben. Wenn Sie den Geschmack mögen, können Sie auch noch zusätzlich einige Stücke von der Knolle abschneiden und in Ihr Wasser geben. Ansonsten können Sie den Fenchel auch mit Ingwer und Zimt ausprobieren.

Lavendel mit Erdbeeren

Für die Zubereitung von Ihrem Vitamin-Wasser benötigen Sie eine halbe Tasse Erdbeeren und etwas Lavendel, der allerdings vorher kurz im Mörser bearbeitet werden sollte, damit sich das Aroma besser entfalten kann.

Melisse mit Pfirsich

Die frischen Melissenblätter werden zusammen mit dem geschnittenen Pfirsich (ohne Kern) aufgesetzt und möglichst über Nacht in den Kühlschrank gestellt. Melisse lässt sich natürlich auch mit anderen Früchten oder Gewürzen kombinieren, wie beispielsweise mit Ananas, Kiwi oder Ingwer.

Minze mit Birne und Grapefruit

Fünf bis zehn Minzblätter mit einigen Scheiben Grapefruit (mit Schale) und einigen Stücken Birne ist ein ausgezeichnetes Mittel gegen einen Kater, und auch, um wieder in Schwung zu kommen. Minze, eignet sich übrigens für so gut wie alle Früchte, oder auch in Kombination mit anderen Kräutern, da sie für einen besonders erfrischenden Geschmack sorgt.

Rosmarin mit Erdbeeren

Für dieses Rezept sind zwei große Rosmarinzweige ratsam, die zusammen mit einer Tasse Beeren als Infused Water oder Vitamin-Wasser zubereitet werden. Rosmarin ist auch optimal zusammen mit Wassermelone, Kirschen oder Granatäpfel.

Salbei mit Wassermelone

1/3 Wassermelone mit frischem Salbei, die Anzahl der Blätter hängt von der gewünschten Geschmacksrichtung ab. Salbei eignet sich auch für Beeren sehr gut, sowie mit Minze kombiniert.

Thymian mit Melisse und Gurken

Eine halbe geschnittene Gurke mit einigen Blätter Melisse und einem Stängel Thymian als Aroma-Wasser anrichten und mehrere Stunden stehen lassen. Thymianwasser kann auch mit frischem Ingwer und Zitrone zubereitet werden.

Anhand von diesen leckeren und einfachen Rezeptvorschlägen für erfrischendes aromatisiertes Wasser haben Sie jetzt sicherlich auch schon große Lust, so ein richtig großes Glas von Ihren selbstgemachten Zubereitungen zu trinken, oder nicht? Wichtig sind aber nicht nur die Rezeptideen, sondern natürlich auch die Inhaltsstoffe und möglichen Effekte der ausgesuchten Kräuter für unsere Getränke, weshalb wir auch diese Zutaten etwas ausführlicher beschreiben. Sie können sich dann auch in diesem Fall nicht nur an der gewünschten Geschmacksrichtung orientieren, sondern auch an den jeweiligen Vorteilen der beliebtesten Küchenkräuter.

Basilikum zählt mit zu den beliebtesten Kräutern bei der Speisezubereitung. Vor allem in der italienischen Küche ist dieses Gewürz besonders stark vertreten. Ursprünglich war Basilikum eine bekannte Heilpflanze, da sie heilende Wirkstoffe enthält. Basilikum wird in der Volksheilkunde gegen Entzündungen und Verdauungsprobleme verordnet, bei Migräne, Beschwerden durch die Wechseljahre, bei Hautkrankheiten, Schlafstörungen und auch für die Behandlung von Gelenkschmerzen. Allerdings wird man in Krankheitsfällen natürlich nicht automatisch von einigen getrockneten Blättern auf der Pizza oder in der Tomatensauce geheilt. Aber in Infusionen mit frischem Basilikum kann man durchaus von den wertvollen Inhaltsstoffen profitieren. Dazu zählen unter anderen Vitamin C, Vitamin K, Beta-Carotin, Eisen, Calcium, Kupfer und Mangan. Für die Infusionen kann man übrigens Basilikum auch mit Paprika zusammen zubereiten, um eine würzige Variante vom Vitamin-Wasser herzustellen.

Dill ist den meisten Menschen nur als beliebtes Gewürz für Salate und Fischgerichte bekannt. Auch hierbei handelt es sich bei dieser Option um eine ganz besonders gesunde Zutat für unser Vitamin-Wasser aus Kräutern. Dill hat einen feinen, herben Geschmack, der sich übrigens auch sehr gut mit Petersilie verträgt. Für die Zubereitung von aromatisiertem Wasser sollten Sie die feinen Blättchen und auch die zarten Dillspitzen nehmen. In diesem Küchenkraut sind große Mengen an Vitamin A und Vitamin C enthalten, aber auch Eisen, Kalzium, Mangan und Folsäure bieten uns zahlreiche gesundheitliche Vorteile. Dill ist gut für die Verdauung, hilft gegen vorhandene Gase, schützt unsere Knochen und ist auch wirksam gegen Diabetes. Übrigens ist Dill auch ein gutes Hausmittel gegen Schluckauf, da es nicht nur die Gasbildung reduziert, sondern auch noch bei nervösen Störungen eine beruhigende Wirkung hat. Ansonsten können Sie Dill natürlich auch mit anderen Kräutern und Früchten kombinieren, wie beispielsweise mit Zitrone oder Grapefruit.

Fenchel hat ein ganz besonderes Aroma, weshalb er weit mehr Vorteile bietet, als nur in Teeform, bei Husten, oder bei Verdauungsproblemen. Er lässt sich vielseitig für die Speisezubereitung verwenden und kommt aber auch in der Naturheilkunde häufig zum Einsatz. Seine Heileigenschaften sind auf die enthaltenen ätherischen Öle zurückzuführen, die den Magen stärken, die Durchblutung anregen und auch noch entzündungshemmend sind. Allerdings verliert der Fenchel seine ausgezeichneten Heileigenschaften, wenn er gekocht wird, da sich dabei die ätherischen Öle verflüchtigen. Im Fenchel sind viele Vitalstoffe enthalten, die unseren täglichen Bedarf durchaus abdecken können. Auch, wenn Sie vielleicht nicht gerade ein Fan von diesem geschmacksintensiven Gemüse sind, sollten Sie auf Ihren Nährstoffbedarf achten. Im Fenchel sind bis auf Vitamin B12 alle Vitamine der B-Gruppe enthalten, wovon Ihre Muskeln, Ihr Herz und auch die Nerven profitieren können. Ansonsten überzeugt er auch durch das Beta-Carotin, Kalzium und Kalium sowie durch die Vitamine C und E. Der Fenchel bietet also einen hervorragenden Schutz gegen zahlreiche Krankheiten.

Lavendel sieht nicht nur hübsch auf der Fensterbank und im Garten aus, sondern er hat auch sehr gute Heilkräfte. Sie können übrigens auch die Blüten für Ihr Vitamin-Wasser benützen, da sie für einen ganz besonders tollen Blickfang in der Glaskaraffe sorgen. In der Küche kommt er zum Würzen von Fleischgerichten zum Einsatz, in Suppen und in vielen Käsesorten, wie beispielsweise beim Raclette-Käse oder Ziegenkäse. Lavendel, als Tee konsumiert, ist eine gesunde Alternative zu herkömmlichen Beruhigungsmitteln und kann auch total überspannte Kinder wieder zur Ruhe bringen. Im Vitamin-Wasser hat er eine reinigende und erfrischende Wirkung, die sogar die Sinne schärfen kann. Die Blätter haben einen intensiven, aromatischen Geschmack. Es ist jedoch ratsam, erst einmal sparsam damit umzugehen. Lavendel wurde schon seit Jahren zur Behandlung von Leber- und Lungenkrankheiten verwendet, gegen Krämpfe, Gliederschmerzen, Zahnproblemen und auch bei Herz- und Verdauungsbeschwerden. Lavendel passt übrigens auch sehr gut zu Beeren, Pfirsichen und auch zu Mangos.

Melisse kommt im deutschsprachigen Raum in der Küche hauptsächlich bei der Zubereitung von exotischen Gerichten zum Einsatz. Dieses Kraut ist bei uns eher als Heilkraut in Teemischungen bekannt. Für medizinische Zwecke werden die Blätter verwendet. Sie haben einen zitronenartigen und sehr intensiven Geruch, weshalb sie auch als Zitronenmelisse bekannt ist. In Kombination mit Zitronen, Orangen oder natürlich auch mit anderen Obstsorten und Kräutern, ist diese Pflanze eine beliebte Zutat für Infused Water oder Detox-Rezepte. Melisse ist ideal zum Lindern von Stress, bei krampfartigen Magen- und Darmbeschwerden, für einen besseren Schlaf sowie auch gegen Blähungen. Auch, hat die Melisse eine antivirale Wirkung. Bei häufigen Magen- und Darmproblemen können Sie Melisse übrigens auch mit Fenchel und Anis als Aroma-Wasser zubereiten, um noch besser von den Inhaltsstoffen zu profitieren.

Minze ist eine der beliebtesten Zutaten für alle Arten von Kräuter-Wasser, da diese aromatische Pflanze einen ausgezeichneten erfrischenden Effekt hat. Nicht umsonst ist sie auch in Zahncremes und Kaugummis enthalten. In der Küche wird sie für Smoothies, Desserts, Saucen und Salate verwendet. Minzblätter sollten für das Aroma-Wasser lieber frisch verwendet werden. Obwohl dieses beliebte Kraut einen sehr intensiven köstlichen Geschmack hat, sollten Sie bei der Dosierung nicht übertreiben, da eine starke Menthol-Konzentrierung die Magenschleimhäute angreifen kann. Fünf bis zehn Minzblätter sind deshalb für einen Liter Wasser durchaus ausreichend. Sie lässt sich eigentlich mit allem sehr gut kombinieren. Also nicht nur mit Obst, sondern auch mit anderen Kräutern und Gewürzen. Besonders erfrischend ist Minze mit Zitrusfrüchten oder Beeren. Aber auch mit Melisse oder Ingwer schmeckt das aromatisierte Wasser sehr gut. Minze ist ideal bei Kopfschmerzen, bei Erkältungen und Mundschleimhautentzündungen, bei Erschöpfung, Hautjucken und auch bei Atemwegserkrankungen.

Rosmarin ist in der mediterranen Küche ein wichtiger Bestandteil, aber im amtlichen Arzneibuch ist dieses Gewürz auch als Heilpflanze des Jahres 2011 aufgelistet. Auch in Rosmarin ist ätherisches Öl mit einer ausgezeichneten Wirkung enthalten. Es ist schon seit der Antike als antiseptisches Mittel bekannt, sowie auch für eine bessere Gehirnleistung. Vor allem die enthaltene Carnosol-Säure soll eine positive Wirkung bei Alzheimer und Demenz haben, da sie effizient freie Radikale und Toxine bekämpft. Aber natürlich trägt auch das intensive Aroma dazu bei, dass Rosmarin jetzt immer häufiger auch bei Aroma-Wassern zum Einsatz kommt. Je nach Intensität ist diese Pflanze gut gegen Übelkeit, Nervosität, Erschöpfungszustände, bei Verdauungsbeschwerden und auch bei Blasen- und Nierenerkrankungen. Sie können übrigens die Rosmarinzweige nach der Verwendung im Vitamin-Wasser noch für Vollbänder verwenden, da es sich dabei um ein natürliches und schonendes Reinigungsmittel handelt, welches noch dazu Schmerzen lindern kann. Rosmarin lässt sich also sehr vielseitig anwenden. In der Schwangerschaft sollten Sie allerdings auf den Konsum von dieser Heilpflanze verzichten!

Salbei ist als Küchengewürz im deutschsprachigen Raum nicht sehr weit verbreitet. In der mediterranen Küche ist er keinesfalls mehr wegzudenken, da er für die Salatzubereitung verwendet wird, für Saucen und auch für die Gemüsefüllung der Ravioli. Pasta werden beispielsweise mit in Butter gedünsteten Salbeiblättern angerichtet, was zu einem besonders würzigen und leckeren Geschmack führt. Wenn Sie Salbei frisch für Ihr Aroma-Wasser kaufen, dann achten Sie auf die Blätter, da junge Blätter einen milderen Geschmack aufweisen. Ansonsten ist auch der Salbei ein beliebtes Heilkraut mit großer Wirkung für zahlreiche Beschwerden. Er hilft bei Atemwegserkrankungen, da seine ätherischen Öle eine antimikrobielle Wirkung haben. Aber auch bei einer übermäßigen Schweißproduktion kommt Salbei zum Einsatz. Salbei gibt Ihrem Aroma-Wasser einen einzigartigen Geschmack. Sie können diese Pflanze mit Zitronen oder Limetten kombinieren, mit Beeren oder auch mit Anis und Gewürznelken.

Thymian kommt bei der Speisezubereitung häufig zum Einsatz. Er eignet sich hervorragend zum Würzen von Aufläufen, Salaten, Saucen, Suppen und auch für Fleischgerichte. Allerdings ist dieses Gewürz auch ein sehr beliebtes und vor allem vielseitiges Heilkraut, mit dem Sie die Wirkung Ihres Vitamin-Wassers noch viel besser unterstreichen können. Thymian wurde schon von Hippokrates gegen Atemwegserkrankungen empfohlen. Die enthaltenen ätherischen Öle haben eine antibiotische, antibakterielle und schleimlösende Wirkung. Es handelt sich dabei also um ein natürliches Antibiotikum, das noch dazu Verkrampfungen lösen kann. Thymian ist übrigens auch ein gutes natürliches Mittel nach einem ausgedehnten Trinkgelage, da er auch gegen die typischen Beschwerden bei einem Kater gut helfen kann. Auch dies ist natürlich ein überzeugender Grund, das Vitamin-Wasser noch speziell mit Thymian anzureichern. Infusionen mit diesem beliebten Heilkraut halten angeblich auch noch geistig fit und können je nach Dosierung auch den Blutdruck senken. Thymian können Sie für Ihr aromatisiertes Wasser mit Gurken kombinieren, mit Erdbeeren, Ananas oder natürlich auch mit anderen Kräutern.

Selbstverständlich können Sie zusätzlich auch noch andere Kräuter für Ihr Vitamin-Wasser benutzen, wie beispielsweise Petersilie, Zitronengras, Brennnessel oder Löwenzahn, sowie auch Blumen. Gänseblümchen und Sonnenblumen im Trinkwasser sehen extrem gut aus und tragen zu seltenen Vitalstoffen für unseren Organismus mit bei. Durch die kalte Zubereitung von unserem Aroma-Wasser bleiben auch die wichtigen Vitamine, Mineralstoffe und Spurenelemente enthalten. Die Kräuterzubereitungen sollten unbedingt innerhalb von 24 Stunden konsumiert werden, da sich dadurch nicht nur der Geschmack verändert, sondern sie können sich nach diesem Zeitraum auch negativ auf unsere Gesundheit auswirken. Für eine Sommerparty, oder um mit Ihrem Aroma-Wasser noch mehr Aufmerksamkeit zu erwecken, können Sie auch kleine Wiesenblümchen, Kleeblätter und Kräuter als Eiswürfel zubereiten. In die Eisformen wird pro Würfelform nur ein Blatt oder eine Blüte auf das Wasser gelegt und nach einigen Stunden haben Sie einen ganz bunten und vor allem originellen Effekt in Ihrem Wasserglas oder in der Karaffe. Sie werden begeistert sein, auf welche gesunden Ideen Sie dabei noch kommen.

Genießbare Blumen sind übrigens nicht nur Gänseblümchen, sondern auch Veilchen, Kamille, Schafgarbe, Rosen, Malven und Nachtkerzen. Von Oleanderblüten, Goldregen und Akelei Blumen sollten Sie allerdings Abstand halten, da diese Blüten giftig sind! Giftig sind ebenso auch noch der Eisenhut, Fingerhut, die Eibe Beeren und der Seidelbast, dessen Beeren den Johannisbeeren sehr ähnlich sind. Auch die Tollkirschen sind übrigens extrem gefährlich. Bei Wiesengewächsen sollten Sie sich deshalb nur auf verlässliche und wirklich gesunde Alternativen für Ihr aromatisches Getränk verlassen.

Wenn Sie Ihr Kräuter-Wasser mit Blumen anreichern möchten, dann können Sie also beispielsweise Rosenblätter und Gänseblümchen mit Melisse oder auch mit Minze kombinieren. Der Geschmack ist nach ca. einer Stunde besonders aromatisch.

6. Detox Rezepte zum Abnehmen

Detox Rezepte eignen sich nicht nur zum Entgiften von unserem Organismus, sondern mit den richtigen Zutaten auch perfekt zum Abnehmen. Aber warum ist Detox denn so wichtig und was ist das überhaupt?

Detox ist die Abkürzung für den englischen Begriff „detoxify" und bedeutet entgiften. Ursprünglich wurden die Entgiftungen vorwiegend zur Behandlung von Suchtkrankheiten ausgeführt, aber mittlerweile schwören immer mehr Menschen auf die ausgezeichneten Effekte, die eine Detox-Kur mit sich bringt. Detox wird im Übrigen auch schon seit zig Jahren bei Fastenkuren in allen möglichen Formen angewendet. Selbstverständlich bedeutet das jetzt nicht, dass Sie mit unseren Detox-Rezepten fasten müssen. Es geht vorwiegend darum, Ihren Körper von Schadstoffen zu reinigen und den Stoffwechsel wieder etwas mehr anzukurbeln. Wenn Sie dabei dann auch noch auf eine ausgewogene Ernährung achten, dann können Sie damit auch gezielt abnehmen. Halten Sie sich jedoch nicht an gesunde Lebensmittel, dann werden Ihnen auch die besten Detox-Rezepte nicht viel nützen, um damit auch wirklich gezielt Gewicht zu verlieren.

Die Basis für jede Detox-Kur ist, sehr viel Wasser zu trinken, und hauptsächlich frisches Obst und Gemüse zu konsumieren. Nicht umsonst wird Detox auch mit einer gesunden Diät verglichen, bei der sich viele Abnehmwillige mit Wasser, Tees, Fruchtsäften und mit Rohkost ernähren. Bei der Entgiftungskur geht es, wie schon mehrmals erwähnt, nicht nur rein um den gewünschten Gewichtsverlust, sondern hauptsächlich um das Reinigen von unserem Organismus. Dadurch schafft man dann auch eine ausgezeichnete Grundlage, um die Ernährung anschließend leichter umzustellen. Bei den meisten Detox-Kuren wird auf Alkohol, Nikotin, Salz, Zucker und auch auf Kaffee verzichtet. Aber auch auf Fleisch, Wurst und Milchprodukte sollte man, zumindest für einige Tage lang, verzichten können. Außer Obst und Gemüse sind auch Vollkornprodukte empfehlenswert. Wenn Sie sich für eine ernsthafte Detox-Kur entscheiden, dann sollten Sie diese über drei Tage lang ausführen. Nachstehend zeigen wir Ihnen dann auch noch einige interessante Rezeptideen, so dass Sie dabei auch überhaupt nicht hungern müssen. Damit Ihnen diese Kur nicht zu schwerfällt, können Sie Ihr bevorstehendes Detox-Programm natürlich auch über das Wochenende ausprobieren, da sie an diesen Tagen sicherlich keinem Stress ausgesetzt sind, und dann auch noch ausreichend Zeit für Entspannung und Bewegung an der frischen Luft haben. Diese beiden Faktoren sind genauso wichtig wie Wasser und die frischen Nahrungsmittel.

Für unseren Organismus ist Detox optimal, aber es ist auch eine anstrengende Arbeit, ihn von den vorhandenen Giftstoffen zu befreien. Mit viel Schlaf und entspannenden Bädern können wir unseren Körper dabei sehr gut entlasten. Auch Saunagänge sind für den Entgiftungsprozess ideal, da wir dabei übermäßig schwitzen und ebenfalls Toxine besser ausscheiden können. Sie können also Ihre bevorstehende Detox-Phase mit einer kleinen Wellnesskur verbinden und Ihrem Körper in diesen Tagen etwas mehr Zeit und Aufmerksamkeit schenken. Sie werden sich danach wieder fit und schön fühlen, da auch unsere Haut durch Detox deutlich besser wird. Typische Anzeichen für eine mögliche Vergiftung unter anderem Schlappheit, Müdigkeit, Muskelschwäche, Ängstlichkeit oder andere emotionale Verstimmungen. Aber auch Allergien und Kopfschmerzen können auf vorhandene Toxine hinweisen.

Auch, wenn man auf eine gesunde Lebensweise achtet, ist das noch lange keine ausreichende Garantie, dass unser Körper auch wirklich frei von Schadstoffen ist. Schon alleine durch die vorhandenen Umweltgifte können Giftstoffquellen in unseren Organismus durch die Atemluft dringen. Aber auch in Medikamenten und in Kosmetikprodukten können gesundheitsschädigende Substanzen enthalten sein. So werden vielen Medikamenten Lebensmittelfarbstoffe zugesetzt. Das beste Beispiel hierfür ist Hustensaft, der durch den Farbstoff in der Regel viel appetitlicher aussieht. Allerdings sind nicht alle Farbstoffe gesund! Vor allem der rote Lebensmittelfarbstoff kann laut der WHO gesundheitsschädigend sein. Leider unterliegt aber die Pharmaindustrie nicht der speziellen Kennzeichnungspflicht, weshalb es auch keine Hinweise auf den Beipackzetteln der meisten Arzneimittel gibt. Was die Kosmetik angeht, so sind in den meisten Beautyprodukten auch chemische Substanzen enthalten, die ebenfalls als Schadstoffe bekannt sind. In Shampoos, beispielsweise, wird Formaldehyd zugesetzt, um eine längere Haltbarkeit zu garantieren. Laut dem Deutschen Bund für Umwelt und Naturschutz kann das Konservierungsmittel Methylparaben sogar hormonelle Störungen bewirken. Auch in unseren Reinigungsprodukten für den Haushalt sind viele Schadstoffe enthalten, mit denen wir täglich in Kontakt kommen.

Schon alleine deshalb ist es notwendig, unseren Körper zu entlasten, damit wir uns wieder gesund und fit fühlen. Es ist ratsam, auf die Giftstoffquellen zu achten und mehrmals im Jahr eine Entgiftung anzustreben.

Zu den bekanntesten Giftstoffen zählen:

- Autogene Schadstoffe
- Endogene Toxine
- Exogene Toxine

Autogene Schadstoffe sind auf genetische Ursachen, und angeblich auch auf die Vererbung, zurückzuführen. Vorhandene Giftstoffe können also auch in der Schwangerschaft von der Mutter auf das Baby übertragen werden.

Endogene Toxine sind Gifte, die durch Bakterien oder andere Krankheitserreger entstehen. Zu ihnen zählen Fäulnisgifte, Alkohole, Arabinitol und Ammoniak.

Exogene Toxine hingegen sind in der Nahrung in Form von Konservierungsmitteln, sowie in Farb- und Süßstoffen enthalten. Zu dieser Gruppe zählen auch noch Schwermetalle, Insektizide und Herbizide, Schadstoffe, wie Fluoride oder Parabene in den Pflegeartikeln, sowie auch der Elektrosmog, dem wir durch die Benutzung von Mikrowelle oder Handy ausgesetzt sind. Schwermetalle finden sich außerdem in Zahnfüllungen, im Wasser, in der Luft und auch im Erdboden.

Alle drei Gruppen können für die Entstehung von Zivilisationskrankheiten verantwortlich sein. Dazu zählen unter anderem ein geschwächtes Immunsystem und Autoimmunkrankheiten, Durchblutungsstörungen, Allergien, Bluthochdruck und Diabetes sowie auch Burnout. Unsere Körperzellen sind also täglich im Kampf gegen unzählige Schadstoffe, weshalb es ihnen mit der Zeit auch immer schwerer fällt, diese richtig zu entsorgen, um unseren Körper gesund zu halten. Detox ist schon alleine aus diesem Grund unbedingt empfehlenswert und nicht nur speziell zum Abnehmen.

Wie starte ich meine Detox-Phase?

Besorgen Sie sich für Ihre Detox Rezepte eine schöne Glaskaraffe oder auch die passenden Weckgläser, in denen Sie Ihr Vitamin-Wasser zubereiten. Auf Ihrer Einkaufsliste sollten frisches Obst, Gemüse und auch Kräuter und Gewürze stehen. Die nachfolgenden Rezeptideen sind ideal, um den Organismus bestens zu entgiften und dabei noch die eigene Fettverbrennung viel besser anzukurbeln. Wichtig ist, sich einen optimalen Zeitpunkt auszusuchen, wofür sich ein Wochenende in der Regel besonders gut dafür eignet.

Die besten 20 Rezeptideen, um mit Detoxwasser einige Pfunde abzunehmen

1) Detox-Zitronen-Wasser zum Abnehmen

Der Saft einer frisch ausgepressten Zitrone, eine weitere Zitrone in Scheiben schneiden, und das Wasser dann noch zusätzlich mit einer Prise Meersalz und etwas Chili oder Cayennepfeffer vermischen.

2) Ananas-Wasser mit Zimt

Für einen Liter Wasser benötigen Sie eine halbe frische Ananas und zwei Zimtstangen. Je länger dieses exotische Vitamin-Wasser im Kühlschrank steht, desto besser schmeckt es.

3) Detox-Wasser mit Apfelessig

Ein Esslöffel Apfelessig ist für einen Liter Wasser ausreichend, Sie können dieses Aroma-Wasser dann auch noch zusätzlich mit einigen Apfelscheiben oder auch mit Ananas aufwerten und einige Blätter Basilikum hinzugeben.

4) Mandarinen-Wasser mit Blaubeeren

Zwei Mandarinen mit einer halben Tasse Blaubeeren sind ideal für die Zubereitung von einem Liter Wasser. Sie können anstatt der Mandarinen auch eine Orange verwenden.

5) Pfefferminz-Wasser mit Gurken

Für einen Liter benötigen Sie eine halbe Gurke mit Schale sowie einige frische Pfefferminzblätter. Sie können die entgiftende Wirkung noch zusätzlich mit frisch geriebenem Ingwer und einer Zitrone verstärken.

6) Wassermelone mit Ingwer und Basilikum

Für das Melonenwasser ist eine, in kleine Stücke geschnittene Scheibe, ausreichend. Fügen Sie dann einfach noch etwas Ingwer und frisches Basilikum hinzu, um die entschlackende Wirkung von diesem Detox-Rezept zu unterstützen.

7) Minz-Wasser mit Schwarzbeeren

Eine halbe Tasse Schwarzbeeren ist ausreichend für einen Liter Wasser. Sie brauchen dann nur noch die frischen Minzblätter etwas zerdrücken, damit sich das Aroma besser freisetzen kann.

8) Zimt-Wasser mit grünem Apfel

Zwei mittelgroße, in Scheiben geschnittene, Äpfel mit drei Zimtstangen sind optimal, um den Stoffwechsel bei der Entgiftung zu unterstützen. Sie können selbstverständlich zur Abwechslung dann auch andere Äpfel nehmen, die einen süßeren Geschmack haben.

9) Gurken-Minz-Wasser mit Limetten und Preiselbeeren

Für dieses erfrischende und reinigende Detoxwasser benötigen Sie eine Handvoll Preiselbeeren, zwei Limetten, eine halbe Gurke, sowie einige frisch zerriebene Minzblätter. Die Mischung sollte mindestens eine Stunde lang vor dem Genuss in den Kühlschrank gestellt werden.

10) Erdbeer-Detox-Wasser

Eine Tasse Erdbeeren mit einem Zweig Rosmarin passen wunderbar zusammen und verleihen dem Vitamin-Wasser nicht nur eine schöne Farbe, sondern auch einen ausgezeichneten Geschmack.

11) Ingwer-Wasser mit Zitrone

Zwei Zitronen und ein kleines Stück frisch geriebener Ingwer sind ideal, um die Fettverbrennung zu unterstützen und um das Immunsystem zu stärken.

12) Detox-Wasser mit Chia

Für einen Liter Wasser sind zwei Zitronen ausreichend, sowie zwei Esslöffel Chia. Eine, der Zitronen, sollte ausgepresst werden. Der Chiasamen muss ca. zwei Stunden lang erst einmal gut ziehen.

13) Sellerie-Wasser mit Spinat

Für die Zubereitung von einem Liter sind drei Selleriestangen empfehlenswert, einige Spinatblätter, sowie auch eine Zitrone, von der Sie die Hälfte davon auspressen können.

14) Gurkenmix zum Abnehmen

Für dieses Detox-Rezept benötigen Sie eine halbe Gurke, einen Apfel und das Fruchtfleisch von einer Grapefruit. Sie können dieser Mischung auch noch einige Minzblätter hinzufügen.

15) Detox mit Kokoswasser

Eine Tasse Kokoswasser ist für einen Liter Wasser ausreichend. Dazu passen eine Limette und eine Tasse gemischte Beeren. Von der Limettenschale können Sie auch etwas raspeln, bevor diese Frucht in Scheiben geschnitten wird.

16) Kurkuma-Wasser mit Pfeffer

Für dieses Detox-Rezept benötigen Sie für einen Liter Wasser einen Esslöffel Kurkuma, zwei Zitronen, von denen eine geraspelt und ausgepresst wird, sowie auch eine Prise Cayennepfeffer und frisch geriebenen Ingwer.

17) Gurken und Radieschen-Wasser

Eine Gurke und fünf Radieschen werden für dieses Rezept zum Abnehmen in Scheiben geschnitten, Sie brauchen das Gemüse hierzu nicht schälen. Je nach Geschmacksrichtung können Sie auch noch eine Prise Chili, Cayennepfeffer und Meersalz hinzufügen.

18) Rote Beete mit Basilikum

Eine große, oder zwei mittelgroße Knollen Rote Bete verleihen Ihrem Detoxwasser eine schöne Farbe. Für ein besonderes Aroma können Sie dann noch frischen Basilikum hinzufügen oder auch die Variante mit Minze ausprobieren.

19) Ingwer-Knoblauch-Wasser

Dieses Rezept ist für besonders Mutige. In dem Fall handelt es sich jedoch dabei um zwei ideale Zutaten, die den Stoffwechsel so richtig gut in Schwung bringen. Sie benötigen hierzu drei gehackte Knoblauchzehen sowie mehrere geraspelte Scheiben vom Ingwer.

20) Grüner Tee mit Zitrone und Ingwer

Auch grüner Tee eignet sich hervorragend zum Entgiften, und um den Stoffwechsel und die Fettverbrennung anzukurbeln. Sie benötigen einen Teebeutel für einen Liter Wasser. Der Tee sollte selbstverständlich mit heißem Wasser zubereitet werden. Anschließend geben Sie Zitronensaft hinzu und frisch geriebenen Ingwer.

Mit diesen Rezepten können Sie ab jetzt das Wassertrinken wirklich abwechselnd und vor allem auch sehr gesund ausprobieren. Der Fantasie sind dabei keine Grenzen gesetzt. Allerdings sollten Sie zum Entgiften die Hinzugabe von Zucker und auch von Süßstoffen vermeiden. Gegebenenfalls können Sie Ihr Vitamin-Wasser mit etwas Honig versüßen.

Wenn Sie Zitrusfrüchte in Ihrem aromatisierenden Wasser vorziehen, dann ist es empfehlenswert, die Zubereitung mit einem Strohhalm zu konsumieren. Dadurch werden Ihre Zähne besser geschützt, da die enthaltene Säure über einen längeren Zeitraum auch die Zähne angreifen kann und es deshalb zu Sensibilität führen kann. Ansonsten sind Zitronen oder natürlich auch die anderen Zitrusfrüchte ideal zum Abnehmen, da die Fettverbrennung so richtig gut in Schwung gebracht wird, was auch beim Ingwer, sowie bei den Gewürzen, wie Zimt und Cayennepfeffer der Fall ist.

Ingwer sollte auf keinen Fall auf Ihrer Einkaufsliste für Ihr Aroma-Wasser fehlen. Ingwer ist eine aromatische Wurzel, die eine große Wirksamkeit hat. Dieses Gewürz kommt bei der Zubereitung von Reisgerichten zum Einsatz, in Getränken, wie dem Ginger-Ale, in Lebkuchen und auch in vielen Teemischungen. Die Knolle mit ihrem typisch scharfen und würzigen Geschmack ist übrigens laut der pharmazeutischen Zeitung die Heilpflanze 2018, da sie gegen sehr viele

Beschwerden helfen kann. Im Ingwer sind mehr als 160 unterschiedliche Inhaltsstoffe enthalten. Darunter zahlreiche Vitamine, Eisen, Natrium, Kalzium und Phosphor. Aber auch seine ätherischen Öle haben einen positiven Effekt auf unsere Gesundheit. Der scharfe Geschmack vom Ingwer ist auf Gingerol zurückzuführen. Dabei handelt es sich um einen besonderen Scharfstoff, der eine antientzündliche Wirkung hat. Die ätherischen Öle von dieser Powerknolle werden in der Aromatherapie schon lange zur Behandlung von Atemwegbeschwerden verwendet. Gingerole helfen aber auch bei Schmerzen, da es sich hierbei um einen natürlichen Heilstoff handelt, dessen Wirkung mit Aspirin verglichen werden kann. Ingwer lindert Kopfschmerzen und Migräne, Halsschmerzen und auch Muskelschmerzen. Aber auch unsere Verdauung wird durch den Konsum dieser Knolle angeregt. Ingwer ist ideal bei Übelkeit, bei Magen- und Darmkrämpfen, sowie auch gegen Blähungen. Die Heilpflanze unterstützt die Fettverbrennung, da nach dem Verzehr der Appetit angeregt wird und auch mehr Verdauungssäfte gebildet werden. Bei einer regelmäßigen Einnahme von Ingwer wird das Risiko von Arteriosklerose verringert und auch Verschlüsse an den Blutgefäßen, die zu Thrombosen führen können. Die Chinesen bereiten übrigens gerne bei Grippesymptomen einen Tee mit Zimt, Magnolienblüten, Datteln und einer frisch geriebenen Ingwerwurzel zu. Angeblich soll dieses Gewürz sogar unsere Augen schützen. Allerdings ist diese Aussage, zumindest bis zum aktuellen Zeitpunkt, noch nicht ausreichend belegt. Fest steht auf jeden Fall, dass es sich bei Ingwer um ein wundervolles Heilmittel für Ihr Vitamin-Wasser handelt. Sie können ihn in feine Scheiben geschnitten verzehren oder auch in geriebener Form. Wenn Sie sich damit einen Tee zubereiten möchten, dann sollte der Ingwer allerdings mindestens 15 Minuten lang ziehen, damit sich sein Aroma besser entfalten kann. Sie können diese Zubereitung dann auch mit den anderen Rezepten kombinieren, indem Sie statt Leitungswasser oder Mineralwasser den gekochten Tee benützen und ihn beispielsweise mit Zitronen und Kräutern anreichern. Ansonsten sorgt Ingwer übrigens auch für einen frischen Atem, der noch dazu lange anhält.

Zimt ist ebenfalls ein ausgezeichnetes Heilmittel und nicht nur ein Gewürz für unsere Puddings oder Bratäpfel. Er zählt mit zu den ältesten Gewürzen überhaupt, und war bis in das 18. Jahrhundert auch eines der teuersten Gewürze in Europa. Hergestellt wird der Zimt aus der Rinde der Zimtbäume, zu denen der Ceylon Zimtbaum gehört. Bei der Zimtstange handelt es sich deshalb einfach nur um ein röhrenförmiges zusammengerolltes Stück von der Rinde. Zimt ist ein ausgezeichneter Fettverbrenner und in der chinesischen Medizin ein hervorragendes Heilmittel gegen Kreislaufschwäche, Anspannung und innere Kältegefühle. Er hat eine desinfizierende und durchblutungsfördernde Wirkung, die auch Krämpfe lindern kann. Zimt kommt in der Volksheilkunde bei Appetitlosigkeit zum Einsatz, bei Erkältung und Grippe, bei Schmerzen, Blähungen und auch bei Durchfall. Aber auch bei den typischen Wechseljahrbeschwerden ist Zimt eine optimale Alternative, um auf Medikamente zu verzichten. Er kann zudem auch den Cholesterinspiegel und die Blutzuckerwerte senken, weshalb er durch seine insulinähnliche Wirkung auch gegen Diabetes helfen kann. Allerdings ist bis jetzt noch nicht bekannt, in welchen Mengen und in welcher Form Zimt zur Therapie eingesetzt werden kann. In diesem Gewürz sind viele sekundäre Pflanzenstoffe enthalten. Zimt kurbelt unseren Stoffwechsel sehr gut an, weshalb er also auch zum Abnehmen ideal ist, da es sich dabei um einen natürlichen Fatburner handelt. Auch soll schon alleine der aromatische Geruch für eine bessere Leistungsfähigkeit unseres Gehirns sorgen. Da Zimt wirklich sehr gut schmeckt, sollten Sie diese Zutat ebenfalls unbedingt auf Ihrem Einkaufszettel vermerken und unsere Zimtrezepte für Ihr Vitamin-Wasser ausprobieren.

Cayennepfeffer wird aus gemahlenen Chilis hergestellt und nicht aus Pfeffergewächsen. Der Name ist auf die Cayenne-Chilisorte zurückzuführen. Cayennepfeffer ist extrem scharf. Grund dafür ist das beinhaltete Capsaicin. Bei diesem Wirkstoff handelt es sich jedenfalls um ein gutes Mittel, die Durchblutung zu verbessern, da er unsere körpereigenen Wärmerezeptoren und Schmerzrezeptoren erregt.

Cayennepfeffer kommt deshalb auch in der Medizin erfolgreich zur Anwendung bei Nervenschmerzen, Muskelerkrankungen, Verspannungen und bei rheumatischen Beschwerden. Da der Cayennepfeffer eine gefäßerweiternde Eigenschaft hat, kann er auch als Blutdruckmittel verwendet werden, da er die Fließeigenschaften vom Blut deutlich verbessert. Er ist deshalb auch ein ausgezeichnetes Mittel, wenn Sie unter kalten Händen und Füßen leiden. Nicht umsonst ist in den meisten Fußpflastern auch Cayennepfeffer enthalten. Jedoch ist die äußerliche Anwendung meistens mit sichtbaren Hautreizungen verbunden. In Hinsicht auf eine oder zwei Prisen Cayennepfeffer in Ihrem aromatisierten Wasser ist die Einnahme allerdings unbedenklich, solange Sie die empfohlene Dosierung nicht überschreiten. Über einen längeren Zeitraum hinweg, mit großen Mengen von Cayennepfeffer, kann es zu Leber- und Nierenbeschwerden kommen. Sie können übrigens statt dem Cayennepfeffer auch Chili für Ihr Vitamin-Wasser benützen, und nicht nur Zitronensaft hinzufügen, sondern auch einen Esslöffel Honig oder Ahornsirup.

Wenn Sie mit den Detox-Rezepten für Ihr Vitamin-Wasser gezielt abnehmen wollen, dann sind Sie auch unbedingt auf eine passende Ernährung angewiesen. Der beste Wille wird Ihnen nichts nützen, wenn Sie sich einen oder zwei Tage nur von dem Vitamin-Wasser ernähren und dann in den nächsten Tagen wieder zu Ihren ursprünglichen Essgewohnheiten zurückkehren. Im Idealfall sollten sie deswegen auch eine Diät einhalten, die Ihnen das Abnehmen zusammen mit den aromatisierten Wasserrezepten erleichtern wird.

Wir zeigen Ihnen deshalb, wie Sie eine Detox-Woche zum Abnehmen und zum Entgiften gestalten können.

Detox-Woche zum Abnehmen

Vor jedem Frühstück sollten Sie ein Glas Zitronenwasser mit einer Scheibe Ingwer zu sich nehmen. Lauwarm, ist hierbei die beste Option, um den Stoffwechsel noch vor der ersten Mahlzeit anzukurbeln.

Auch ist es ratsam, das Glas langsam, in kleinen Schlucken, zu trinken, um dadurch die Verdauung noch besser anzuregen. Ihre Glaskaraffe mit dem Vitamin-Wasser wird über den Tag verteilt getrunken. In dieser Woche müssen Sie auf alles verzichten können, was süchtig macht, also auf Zigaretten, Kaffee, Alkohol und auch auf Süßigkeiten. Tabu sind auch Produkte, die Weißmehl enthalten, Zucker, Cola und Limonadengetränke sowie auch Fleisch und andere Proteine tierischen Ursprungs. Erlaubte Lebensmittel für eine Detox-Kur sind Obst und Gemüse, Nüsse und Samen, Kokosmilch und hochwertige Öle. Auch Pseudogetreide wie Quinoa oder Amarant können in Ihrem Detox Ernährungsplan enthalten sein.

Tag 1

Frühstück: Grüner Smoothie aus einem Apfel, Spinat, Pinienkerne und Zitrone

Mittagessen: Bunter Salat mit Apfelscheiben, Orangenscheiben und Mandeln

Abendessen: Gemüsesticks mit Dip aus Naturjoghurt, Knoblauch und Kräutern

Snack: eine Handvoll Nüsse

Tag 2

Frühstück: Rühreier mit Küchenkräutern, frischer Orangensaft

Mittagessen: Gemüsesuppe mit einer Scheibe Vollkornbrot

Abendessen: Gemüseauflauf

Snack: Obst nach Wahl

Tag 3

Frühstück: Smoothie aus Banane, Orange und Mango

Mittagessen: Gemüse-Curry

Abendessen: Rote-Bete-Suppe mit Karotten

Snack: Sonnenblumenkerne

Tag 4

Frühstück: Müsli aus Mandelflocken und Orangensaft

Mittagessen: Im Ofen gebackene Pastinaken

Abendessen: Gemischter Feta-Salat

Snack: Gemüsesticks

Tag 5

Frühstück: Eine Scheibe Vollkornbrot mit Tomate und Frischkäse

Mittagessen: Ofenkartoffel mit Spargel

Abendessen: Gemüsesuppe

Snack: Obst oder rohes Gemüse nach Wahl

Tag 6

Frühstück: Zwei gekochte Eier mit Karottensaft und Orangen

Mittagessen: Eintopf mit Rote Bete

Abendessen: Im Ofen gebackene Süßkartoffel mit Kräuterquark aus Soja

Snack: Pinienkerne

Tag 7

Frühstück: Soja-Joghurt mit Kokosflocken und etwas Obstsalat oder Früchte-Smoothie

Mittagessen: Gebratene Zucchini mit Champignons und grünem Salat

Abendessen: Möhrensuppe mit Ingwer

Snack: Mandeln oder andere Nüsse

Selbstverständlich können Sie die aufgeführten Vorschläge für Ihre Detox-Kur zum Abnehmen auch etwas nach Ihrem eigenen Geschmack variieren, oder die Speisen für das Mittagessen einfach gegen das Abendessen austauschen. Wichtig ist, dass Sie auf jeden Fall Ihr Detox-Wasser über den Tag verteilt dazu trinken. Der Flüssigkeitsbedarf ist im Übrigen bei allen Diäten höher, als bei einer normalen Ernährung. Es ist nicht ratsam, diese Diät über einen längeren Zeitraum, als eine Woche, auszuführen, damit es auch trotz des täglichen Vitamin-Wassers, nicht zu Nährstoffmangel in Ihrer Ernährung kommt. Durch diesen Ernährungsplan für eine Woche, und den Rezepten für Ihr Aroma-Wasser, sind Sie jetzt jedenfalls in der Lage, Ihren Körper so richtig gründlich zu entschlacken und den Organismus zu entlasten. Es ist ratsam, so eine Detox-Kur mehrmals im Jahr zu machen, da auch bei einer richtig strikten Fastenkur nicht garantiert ist, dass sich in mehreren Tagen, so ohne Weiteres, alle Giftstoffe ausscheiden lassen, die sich im Laufe der Jahre angesammelt haben. Auch sind strenge Fastenkuren, ohne ärztliche Aufsicht oder Anordnung, ohnehin nicht empfehlenswert. Ansonsten achten Sie bitte auch darauf, Ihrem Körper ausreichend Ruhe und Entspannung zu bieten. Je weniger Achtung Sie Ihrem Handy in diesen Tagen schenken, desto besser. Stress sollte so gut wie möglich vermieden werden.

Saunagänge entspannen sehr gut und sorgen auch für noch mehr Schwitzen. Nehmen Sie sich dabei Ihr Vitamin-Wasser mit, um den Flüssigkeitsverlust wieder auszugleichen. Außerdem sollten Sie natürlich auch noch frische Luft bei Spaziergängen tanken und mindestens sechs Stunden in der Nacht schlafen. Sie werden sehen, wie fit und wie gesund Sie sich nach dieser Detox-Kur fühlen werden. So, dass Sie dann hinterher sicherlich auch ganz bewusst auf ungesunde Lebensmittel verzichten werden.

7. Vitamin-Wasser speziell für den Sport

Sportler haben natürlich einen ganz anderen Nährstoffbedarf, als Menschen, die sich nur wenig bewegen. Für unseren Organismus ist Sport mit Stresssituationen vergleichbar, da sich der Körper bei diesen Umständen speziell anpassen muss. Die Vorgänge, für den gesamten Stoffwechsel, finden in der Regel in einer stark beschleunigten Form statt. Sie sind also auf größere Mengen von Kohlenhydraten, Fett und Proteinen angewiesen, sowie auch auf Vitamine und Minerale.

Die meisten professionellen Sportler lassen sich von Ernährungsexperten ihren Speiseplan ausarbeiten, um ihrem Körper alle Nährstoffe, in den richtigen Mengen, hinzuzufügen. In vielen Fällen sind sie sogar auf spezielle Nahrungsergänzungsmittel angewiesen, wie beispielsweise Proteine, für den Muskelaufbau, oder für eine optimale Energieversorgung. Ein Mangel an Nährstoffen, bedeutet für die meisten Sportler, auch eine Einschränkung ihrer Leistungen. Obwohl in der Regel der Nährstoffbedarf durch eine ausgewogene Ernährung abgedeckt werden kann, ist dies leider nicht immer der Fall. Ein gutes Beispiel hierzu sind Frauen, die unter starken Regelblutungen leiden. Daher haben auch viele Frauen ein deutliches Defizit an Eisen. Eigentlich ist es somit durchaus logisch, dass man bei einem hohen Kalorienverbrauch auch viel mehr Vitamine und Nährstoffe benötigt. Da viele Vitamine nur in geringen Mengen oder teilweise auch generell nicht in unserem Organismus gespeichert werden können, ist auf jeden Fall auf eine ausreichende Zufuhr von Vitamin C und auch auf Vitamin B zu achten. Wasserlösliche Vitamine lassen sich so gut wie überhaupt nicht speichern. Fettlösliche Vitamine, wie Vitamin A, Vitamin D, sowie auch die Vitamine E und K, können im Körperfett für den späteren Gebrauch deponiert werden.

Die wasserlöslichen Vitamine werden vermehrt über den Schweiß und den Urin ausgeschieden. Wird die Vitaminzufuhr also vernachlässigt, dann kann dies über einen längeren Zeitraum hinweg nicht nur zu einem Vitaminmangel führen, sondern auch zu einem Defizit, in Hinsicht auf Antioxidantien, da sich dadurch immer mehr freie Radikale in unserem Körper verbreiten. Der Mangel an Vitaminen oder Nährstoffen drückt sich durch schnelle Ermüdbarkeit, Appetitmangel, Leistungsdefizite und Schwächeanfälle aus. Auch eine hohe Anfälligkeit für Infektionen kann ein deutliches Zeichen für einen Vitaminmangel und ein geschwächtes Immunsystem sein.

Vitamin B setzt sich im Prinzip aus acht verschiedenen Vitaminen der B-Gruppe zusammen. Dazu gehören Thiamin, oder das Vitamin B1, Riboflavin, Niacin, Pantothensäure, Pyridoxin, Biotin, Folsäure sowie auch Cobalamin, das Vitamin B12. Sie sind vor allem für die Energiegewinnung wichtig, für die Blutbildung, Haut und Nägel, ebenso auch für die Schilddrüsenfunktion. Aber auch die Nervenstärke und unsere Stressempfindlichkeit wird durch Vitamin B beeinflusst. Diese Vitamine sind in Getreide und Hülsenfrüchten enthalten, in Fleisch, Soja, Milchprodukten und auch in Keimen. Das Vitamin B12, jedoch, ist so gut wie überhaupt nicht in den pflanzlichen Lebensmitteln enthalten, dafür kann es aber in unserem Körper auf Vorrat gespeichert werden. Häufiges Kribbeln in Armen und Beinen kann möglicher Weise ein Hinweis auf einen Mangel an diesen Vitaminen sein, ebenso Wassersucht und Verdauungsstörungen, Müdigkeit und Krämpfe. Ein erhöhter Bedarf ist nicht nur bei Sportlern der Fall, sondern auch bei Diäten, sowie bei der Einnahme von Medikamenten wie Antibiotika oder der Antibabypille. Da sich UV-Licht und auch längeres Kochen negativ auf diese Vitamine auswirkt, sollte man das Gemüse nur andünsten, damit die Nährwerte nicht verlorengehen. Für Ihr Vitamin-Wasser können Sie Blätter vom Feldsalat verwenden, der sehr viel Folsäure enthält. Aber auch Sesamsamen oder Sonnenblumenkerne. Die Alge Chlorella enthält übrigens große Mengen an Vitamin B12.

Vitamin C ist, wie schon mehrmals erwähnt, nicht nur im Obst, sondern auch in einigen Gemüsesorten enthalten. Laut der DGE, der Deutschen Gesellschaft für Ernährung, ist unser Körper täglich auf rund 100 Milligramm Vitamin C angewiesen, um normal funktionieren zu können. Vitamin C ist für den Energiestoffwechsel wichtig, für unser Immunsystem, sowie auch für die Bildung von Kollagen. Vitamin C ist ein hervorragendes Antioxidans, das unsere Körperzellen vor oxidativem Stress schützen kann. Besonders beim Sport oder anderen körperlichen Belastungen ist es wichtig, den Bedarf an diesem Vitamin gut abzudecken, damit durch die Anstrengungen unser Immunsystem intakt bleiben kann. Bei Sportlern kann der Bedarf durchaus je nach Aktivität bei 200 Milligramm pro Tag liegen. Höhere Mengen sind in der Regel nicht empfehlenswert, da sie ansonsten unverarbeitet ausgeschieden werden. Sehr viel Vitamin C ist in Zitrusfrüchten enthalten, in Beeren und in Kiwi, sowie auch in Spinat, im Knoblauch und in der Gartenkresse. Der Bedarf an Ascorbinsäure oder Vitamin C kann also durchaus auch bei Sportlern verhältnismäßig leicht abgedeckt werden, wenn sie auf eine ausgewogene Ernährung mit viel Obst und Gemüse achten, und ihr Vitamin-Wasser noch zusätzlich mit diesen Zutaten anreichern. Es geht hier also nicht nur um die Geschmacksrichtung, sondern darum, den höheren Bedarf zu decken. In der Schale sind übrigens viel mehr antioxidative Verbindungen enthalten, weshalb das Obst für das aromatisierte Wasser auch nicht geschält werden sollte, sondern nur zerteilt.

Vitamin D oder Pantothensäure ist im Fleisch, im Fisch und auch im Weizen enthalten. Es hat eine unterstützende Wirkung auf unseren Energiestoffwechsel, auf die Muskelfunktionen, das Immunsystem, sowie auch für die Zähne und die Knochen. Oft wird Vitamin D auch Sonnenvitamin genannt, da wir einen großen Teil unseres Bedarfs über die Sonnenstrahlung aufnehmen können. Allerdings lässt diese Fähigkeit im zunehmenden Alter ab, weshalb das Risiko für Osteoporose ab dem 65. Lebensjahr zunimmt. Dieses fettlösliche Vitamin ist besonders für Veganer wichtig, sowie auch für Menschen, die sich vorwiegend in dunklen Räumen aufhalten. Über die Nahrung wird durchschnittlich nur zwei bis vier Mikrogramm vom Vitamin D aufgenommen. Der tägliche, empfohlene, Bedarf liegt allerdings bei

20 Mikrogramm. Große Mengen von Pantothensäure sind in fetten Fischsorten enthalten, aber auch in Pilzen, Avocados und in Eiern können geringe Mengen davon vorhanden sein. Gegebenenfalls ist es je nach Sportart ratsam, hier auf Nahrungsergänzungsmittel auszuweichen, um Mangelerscheinungen vorzubeugen. Vitamin D ist auch in Pulverform erhältlich, welches sich dann natürlich ideal für die Zubereitung vom Vitamin-Wasser eignet.

Vitamin E ist in vielen Pflegeprodukten für die Haut enthalten, weshalb es auch oft als Vitamin für die Schönheit bezeichnet wird. Außerdem ist dieses Vitamin für fast alle Zellen wichtig, da es einen wichtigen Einfluss auf die Zellteilung hat und diese auch sehr gut stärkt und schützt. Vitamin E ist ebenfalls ein gutes Antioxidans, da es die freien Radikale in unserem Körper unschädlich machen kann. Da Sportler durch ihr intensives Training starken Belastungen ausgesetzt sind, ist Vitamin E besonders für den Zellschutz wichtig. Der empfohlene Tagesbedarf bei Erwachsenen liegt zwischen 12 und 14 Milligramm. Sportler können je nach Aktivitäten durchaus die doppelte Menge benötigen. Dieses fettlösliche Vitamin ist in Vollkornprodukten, Pflanzenölen, sowie auch in Mandeln und Nüssen enthalten. Liegt ein Mangel an Vitamin E vor, dann kann es zu Nervosität und deutlichen Stimmungsschwankungen kommen, zu Gelenkschmerzen, zu einer verzögerten Wundheilung, sowie auch zu einem kompletten Leistungsabfall in körperlicher und geistiger Hinsicht. Vitamin E ist deshalb unbedingt notwendig, da es bei einem Defizit auch zu Empfindungsstörungen und zu Koordinationsproblemen kommen kann. Daraus wird nun deutlich ersichtlich, dass es sich bei diesem Vitamin um weit mehr, als nur um ein Schönheitsvitamin, handelt. Für das Vitamin-Wasser eignen sich Gemüsesorten wie Pastinaken, Kürbis, Spinat, Kohl und Paprika.

Vitamin K kann uns vor zahlreichen Krankheiten schützen, darunter auch vor Krebs. Es regelt die Blutgerinnung und ist an der Knochenbildung beteiligt. Auch hält dieses fettlösliche Vitamin unsere Blutgefäße sauber, da es das vorhandene Kalzium davon abhält, sich in den Arterien als Plaque festzusetzen, was zu einer Verkalkung der Arterienwände führt. Ein Defizit an Vitamin K kann die Blutgerinnungsfähigkeit negativ beeinträchtigen. Vitamin K ist in den meisten Grünpflanzen, in den Blättern, vorhanden, aber auch in Leber und in Eiern. Die empfohlene Dosis liegt laut der Deutschen Gesellschaft für Ernährung zwischen 60 und 70 Mikrogramm bei Erwachsenen, beziehungsweise etwa die doppelte Menge bei Leistungssportlern. Für das Vitamin-Wasser von Sportlern eignen sich die Blätter der Roten Bete, Petersilie, Schnittlauch, sowie auch Avocados. Aber auch in Graspulver, wie Kamutgras oder Weizengras, ist sehr viel Vitamin K enthalten. Weizengras ist übrigens ein richtiger Gesundmacher, da in diesem Lebensmittel eine außergewöhnliche Nährstoffdichte vorhanden ist. Gerstengras hat im Vergleich zu anderen Grünpflanzen weitaus mehr Vitamine, Mineralstoffe, Enzyme und Bioflavonoide, weshalb es auch mit zu den besten, bekannten Antioxidantien zählt. Es senkt den Cholesterinspiegel, sorgt für eine bessere Spannkraft der Haut und aktiviert auch die Darmflora.

Der Mehrbedarf an Vitaminen bei Sportlern ist auf folgende Gründe zurückzuführen:

- Höherer Energiestoffwechsel
- Höherer Stoffwechsel und Bedarf an Proteinen, Fett und Kohlenhydraten
- Mehr oxidativer Stress oder freie Radikale durch den Sport
- Anfälligeres Immunsystem
- Höherer Sauerstofftransport notwendig
- Höhere Verluste durch die Schweißausscheidung
- Höherer Verbrauch durch die Muskelarbeit

Nicht nur Vitamine sind für Sportler lebenswichtig, da auch Mineralstoffe eine beachtliche Rolle spielen. Bei vielen Leistungssportlern ist beispielsweise ein Mangel an Eisen, Kalzium, Magnesium und Zink der Fall. Auch die Zufuhr von Natrium wird in der Ernährung oft vernachlässigt. Ein Defizit kann sich übrigens nicht nur in einem Leistungsabfall ausdrücken, sondern auch durch ein höheres Verletzungsrisiko.

Auch, wenn Sie selbst kein Leistungssportler sind, sondern nur ein ganz normaler Freizeitsportler, sollten Sie unbedingt auf eine ausgewogene Versorgung mit den wertvollen Nährstoffen achten. Falsche Essgewohnheiten, mit zu viel Fett oder Zucker beispielsweise, können bei Sport, Stress, oder anderen körperlichen und geistigen Belastungen, zu gesundheitlichen Problemen und sogar zu schweren Krankheiten führen.

Als Sportler müssen Sie unbedingt auch auf die Mineralstoffe achten, da durch ein intensives Workout auch mehr Mineralien über den Schweiß ausgeschieden werden. Dadurch kann das Elektrolytgleichgewicht besonders gefährdet werden, denn ohne Mineralstoffe können wir überhaupt nicht existieren. Im Prinzip hat jeder einzelne Mineralstoff auch eine unterschiedliche Wirkung, die allerdings auch zu den gleichen körperlichen Vorgängen beitragen kann. Mineralstoffe sind aktiv an unserem Stoffwechsel beteiligt, sie unterstützen den Sauerstofftransport und sind auch an der Mineralisierung von Zähnen und Knochen beteiligt.

Die meisten Sportler leiden unter einem Mangel an Kalzium, Kalium, Magnesium, Natrium, Eisen und auch an Zink. Zu den Risikogruppen zählen Personen, die sich unausgewogen ernähren, oder bewusst ein niedriges Gewicht halten müssen.

Kalzium zählt mit zu den wichtigsten Mineralstoffen, weshalb schon im Kindesalter auf eine ausreichende Zufuhr geachtet werden muss. Es ist hauptsächlich am Aufbau unserer Knochen und auch der Zähne beteiligt, sowie auch für die Blutgerinnung. Kalzium unterstützt aber auch die Regulation der Muskelkontraktionen, da die Kontraktion erst dann stattfinden kann, wenn die Muskelzellen mit Ionen aus Kalzium versorgt werden. Dieser Mineralstoff macht zwei Prozent von unserer Körpermasse aus, wobei fast alles in den Zähnen und den Knochen steckt. Nur ein Prozent davon ist in der Körperflüssigkeit vorhanden. Liegt ein Mangel vor, dann greift unser Organismus auf die, in den Knochen vorhandenen, Reserven zurück. Alleine in Deutschland sind rund sieben Millionen Menschen von einem Kalziummangel betroffen. Die empfohlene Dosis von diesem wichtigen Mineral liegt bei 1000 Milligramm, bei Leistungssportlern ist der Bedarf doppelt so hoch. Aber auch Kinder und ältere Menschen haben einen höheren Bedarf. Gute Kalziumlieferanten sind Milchprodukte, Hülsenfrüchte sowie auch Brokkoli. Sportler können sich deshalb ihr Vitamin-Wasser mit kalziumhaltigen Mineralwasser zubereiten, da einige Sorten sogar 400 Milligramm pro Liter enthalten.

Kalium ist in vielen Lebensmitteln vorhanden. Allerdings ist dieser Mineralstoff für Sportler und insbesondere für Läufer besonders notwendig. Um Muskelglykogen aufzubauen, ist unser Organismus auf Kalium angewiesen. Ein Mangel führt zu allgemeinen Erschöpfungszuständen sowie auch zu Muskelschwäche. Laut der Deutschen Gesellschaft für Ernährung sind 2000 Milligramm ausreichend, um den täglichen Bedarf im Normalfall zu decken. Durch den größeren Schweißverlust und höhere Muskelkontraktionen liegt die Dosis bei Sportlern etwas höher. Verhältnismäßig große Mengen an diesem Mineralstoff sind in pflanzlichen Lebensmitteln enthalten, also in Gemüse, Samen, Nüssen und in Obst. Das Trinkwasser für Sportler lässt sich deshalb hervorragend mit Aprikosen, Honigmelonen, Pflaumen und auch mit Bananen anreichern, um ausreichend Kalium zur Verfügung zu haben. Ansonsten sollte allerdings noch erwähnt werden, dass Kalium in optimaler Form nur zusammen mit Magnesium aufgenommen werden kann. Übrigens sind auch im Fleisch, im Fisch und im Getreide Kalium enthalten. Wer auf seine Gesundheit achtet und sich auch vorwiegend mit rohen Lebensmitteln, in Form von Obst und Gemüse, ernährt, wird sicherlich keinem Defizit an diesem Mineralstoff ausgesetzt sein, wenn gleichzeitig auf das Magnesium geachtet wird. Besteht ein Mangel an Magnesium, dann kann das eingenommene Kalium nur begrenzt aufgenommen werden. Schlechte Ausdauerleistungen können der Fall sein, sowie auch unnötig lange Phasen zur Regeneration. Kalium reguliert außerdem in Zusammenarbeit mit Natrium, auch unseren Wasserhaushalt im Körper.

Magnesium ist für die Leistungsfähigkeit von Sportlern absolut notwendig, da dieser Mineralstoff auch an der Energiebereitstellung beteiligt ist. Magnesium spielt aber auch bei der Muskelentspannung, Muskelkontraktion, bei der Wirkung von Hormonen und der Durchblutung eine sehr große Rolle. Ein Mangel führt zu schmerzhaften Muskelkrämpfen, Zittern, zur Muskelverhärtung und auch zu Erschöpfungszuständen. Vor allem nach Marathonläufen oder harten Wettkämpfen ist der Magnesiummangel weit verbreitet. Bei besonders anstrengenden Sportarten kann der Verlust durch Schweiß und Urin sogar bis zu drei Gramm in der Woche ausmachen. Kein Wunder also, dass viele Sportler auf Magnesium, als Nahrungsergänzungsmittel, zurückkommen. Magnesiumcitrat, beispielsweise in Pulverform, eignet sich besonders gut für die Zubereitung vom speziellen Vitamin-Wasser für Sportler, da es vom Organismus sehr gut aufgenommen wird und noch dazu überschüssige Säuren binden kann. Des Weiteren findet man Magnesium in grünen Gemüsesorten, in Milch- und Vollkornprodukten, in Hülsenfrüchten und auch im Geflügel und der Leber. Selbstverständlich können Sie aber auch Ihren Detoxdrink für Sportler mit magnesiumhaltigen Mineralwasser zubereiten. Der tägliche Normalbedarf liegt bei durchschnittlich 350 Milligramm. Sportler nehmen in der Regel ca. 600 Milligramm pro Tag ein und im Fall von Wettkämpfen sogar noch viel mehr, um das Defizit schneller auszugleichen.

Natrium oder Kochsalz ist in den meisten Lebensmitteln enthalten, weshalb Freizeitsportler damit eigentlich auch keine großen Probleme haben sollten. Allerdings können hohe Temperaturen und auch extreme körperliche Belastungen durchaus zu einem Defizit führen. Natrium ist für uns lebensnotwendig, da dieser Mineralstoff unseren Wasserhaushalt zusammen mit dem Kalium reguliert, sowie auch an der Regulierung von unserem Säure-Basen-Haushalt beteiligt ist. Natrium unterstützt die Aufnahme von Wasser und bindet es in den Geweben. Wenn allerdings zu wenig Salz mit der Flüssigkeit aufgenommen wird, dann ist unser Organismus nicht mehr in der Lage, ausreichend Flüssigkeit für das System der Gefäße aufzunehmen. Der Natriummangel tritt übrigens nicht nur dann auf, wenn man viel von diesem Mineralstoff durch das Schwitzen verliert, sondern auch dann, wenn man große Mengen Wasser mit Glukose zu sich nimmt, in dem kein Natrium enthalten ist. In diesem Fall werden die benötigten Natriumionen aus dem Blut entzogen und in den Darm für die Resorption der Flüssigkeit abgegeben. Die Salzkonzentration ist also bei Weitem nicht mehr ausreichend, wenn Sportler zu viel natriumarmes Wasser trinken, um die Flüssigkeit optimal zu verteilen und zu steuern. Bei einem Defizit von Natrium im Blut strömt das Wasser in die Körperzellen und lässt diese in der Regel auch stark anschwellen. Dadurch wird verständlicherweise auch die Blutzufuhr vermindert. Die Folge sind meistens starke Kopfschmerzen, Schwindel und Erbrechen. Im schlimmsten Fall kann das Trinken von zu viel Wasser nach dem Sport sogar bis zum Tode führen. Es ist deshalb ratsam, nicht Unmengen von Wasser nach dem Wettkampf oder einem Marathon zu trinken, sondern erst einmal auf die Qualität des Getränkes zu achten. Auch isotonische Getränke, in denen geringe Mengen von Salz enthalten sind, können die Wirkung von den Mineralstoffen aufheben, wenn man den Organismus damit so richtig überschwemmt. Sportler sollten deshalb bei wichtigen Veranstaltungen ihr Getränk mit natriumreichen Mineralwasser zubereiten und zum Natrium auch Glukose mit aufnehmen, damit auch wirklich in ausreichender Form Wasser aus dem Darm aufgenommen werden kann. Ratsam ist auch, auf die anderen Elektrolyte zu achten, also auf Kalzium, Kalium und Magnesium.

Wenn Sie selbst nur ein gelegentlicher Freizeitsportler sind, dann brauchen Sie sich in dieser Hinsicht allerdings keine großen Sorgen machen, da Sie bei Ihrem Training sicherlich nicht literweise Schweiß mit wichtigen Vitaminen und Mineralstoffen ausscheiden werden. Im letzten Kapitel geben wir Ihnen dann auch noch wichtige Hinweise für ein korrektes Trinkverhalten speziell für Sportler.

Die typischen Energydrinks sind jedoch nicht unbedingt ratsam, da bis jetzt noch nicht feststeht, inwiefern diese Getränke wirklich zu zusätzlicher Energie beitragen können. In der Regel handelt es sich dabei um hypertone Getränke, die unserem Organismus nur unnötig Flüssigkeit entziehen und deshalb die Dehydratation bei längeren Belastungen unterstützt. Es lohnt sich für Ihre Gesundheit, wenn Sie beim Sport Ihrem Vitamin-Wasser oder anderen mineralisierten Getränken den Vorzug geben und nicht auf die fertig zu kaufenden Energydrinks zurückgreifen.

8. Nützliche Tipps zum richtigen Trinken

Bis jetzt haben Sie einen guten Überblick erhalten, wie Sie alle Arten von Vitamin-Wasser zubereiten können, um einen möglichen Flüssigkeitsmangel auszugleichen und um Ihren Körper wieder in optimale Form zu bringen. Die meisten Menschen trinken jedoch nicht nur zu wenig, sondern haben auch ein komplett falsches Trinkverhalten, weshalb wir diesem Thema ein getrenntes Kapitel widmen. Normalerweise trinken viele Menschen nur zu den Mahlzeiten, oder wenn sich Durstgefühle bemerkbar machen. Aber vor allem das Wasser sollte nicht unbedingt zu jedem x-beliebigen Zeitpunkt getrunken werden, um damit auch wirklich alle Vorteile auszunutzen. Wenn Sie beispielsweise tagsüber nicht viel trinken, dann wirkt sich das bei geistiger und auch bei körperlicher Aktivität auf die Leistungsfähigkeit aus. Wenn Sie dafür abends viel Wasser zu sich nehmen, dann brauchen Sie sich auch nicht wundern, wenn Sie in der Nacht mehrmals auf die Toilette müssen.

Bereits bei einem leichten Durstgefühl leiden wir laut den Experten bereits an einem Flüssigkeitsdefizit von ca. zwei Prozent. Schon in diesem Fall tritt eine Einschränkung in Hinsicht auf unsere Denkfähigkeit ein, sowie auch auf die Ausdauer. Ein starkes Durstgefühl wird mit einem Flüssigkeitsmangel von etwa sechs Prozent verglichen. Zu den typischen Symptomen zählen Schwäche, Erschöpfung und eine deutliche Reizbarkeit. Ein Wassermangel von über zehn Prozent kann sich lebensbedrohlich auswirken. Auch ohne sportliche Aktivitäten verlieren wir im Durchschnitt über den Schweiß, Urin, Stuhl und die Atmung etwa zwei Liter, weshalb die Flüssigkeitszufuhr auch so wichtig ist. Unser Körper trocknet ansonsten richtig aus, was übrigens auch an einer beschleunigten Faltenbildung deutlich ersichtlich wird. Dies ist ebenso der Fall, wenn wir falsche Trinkgewohnheiten haben und Wasser vernachlässigen.

Ihr aromatisiertes Wasser können Sie deshalb schon am Abend vorbereiten und über Nacht im Kühlschrank stehen lassen, so dass Sie sich dann am Morgen nicht mehr darum kümmern müssen und keine Zeit verlieren. Trinken Sie am besten gleich nach dem Aufstehen ein großes Glas davon und nehmen Sie sich den Rest auf die Arbeit mit. Wenn Sie nicht außer Haus müssen, dann stellen Sie Ihre Wasserkaraffe sichtbar in Ihre Nähe, damit Sie daran erinnert werden. Machen Sie es sich bitte zur festen Gewohnheit, vor jeder Mahlzeit ein großes Glas Vitamin-Wasser zu trinken. Der ideale Zeitpunkt ist etwa eine halbe Stunde vor dem Essen. Dies hat den Vorteil, dass in Ihrer Bauchspeicheldrüse dann auch wirklich ausreichend Wasser vorhanden ist, um die Magensäure zu neutralisieren, die übrigens extrem sauer ist. Das typisch unangenehme Völlegefühl nach dem Essen, oder auch das peinliche Aufstoßen kann dadurch hervorragend vermieden werden. Wenn Sie öfter unter Sodbrennen leiden, dann können Sie Ihr Vitamin-Wasser mit Natriumionen anreichern, da es sich dabei um ein nützliches Hausmittel gegen Sodbrennen handelt.

Nach dem Essen ist es allerdings ratsam, nichts mehr zu trinken. Wenn Sie auch nach dem Essen viel trinken, dann wird der Verdauungsprozess behindert und die Magensäfte werden dadurch auch noch extrem verdünnt, wobei sich die Speisen dann auch viel schwerer zersetzen lassen. Es ist zu empfehlen, erst circa zwei Stunden nach den jeweiligen Mahlzeiten, wieder auf die Flüssigkeitszufuhr von Wasser zu achten. Außer, natürlich, Sie verspüren in diesem Zeitraum Durstgefühle. Im Prinzip benötigt unser Organismus etwas mehr als zwei Stunden, um das Essen richtig zu verdauen. Damit die zersetzen Mahlzeiten optimal durch den Darm transportiert werden können, ist unser Körper übrigens auf etwa acht bis neun Liter Wasser angewiesen. Das Wasser für diesen Vorgang holt sich unser Körper aus dem Gewebe und den Zellen. Anschließend muss es dann wieder gefiltert werden, bevor die vitale Flüssigkeit in unserem Organismus neuerlich zu den unterschiedlichen Organen zurücktransportiert wird. Unser menschlicher Körper muss also im Prinzip hart wie eine Maschine arbeiten, um alle Funktionen optimal auszuführen. Das Wenigste, was wir selbst dazu tun können, ist auf eine gesunde Ernährung zu achten und viel Wasser zu trinken.

Man geht davon aus, dass ein Mensch mit rund 50 Kilogramm auf zwei Liter Wasser täglich angewiesen ist. Wenn Sie das Doppelte wiegen, dann ist Ihr Bedarf natürlich auch dementsprechend größer und beträgt zwischen 3,5 und 4 Liter. Denken Sie daran, dass auch der Konsum von Limonadengetränken, Cola, Kaffee, schwarzem Tee und Alkohol dem Körper Wasser entzieht und wir deshalb auf zusätzliches Trinken angewiesen sind. Dies ist auch mit der Grund, warum es in vielen Ländern ein Glas Wasser zum Kaffee oder auch zum Wein gibt.

Wenn Sie außer Ihrem Vitamin-Wasser noch viel frisches Obst verzehren, dann können Sie selbstverständlich den ungefähren Wassergehalt von der benötigten Flüssigkeitszufuhr abziehen. Viel Wasser ist beispielsweise in Melonen, Orangen und in Weintrauben enthalten.

Wasser beim Sport

Sportler sollten Ihr Vitamin-Wasser nicht nur nach den körperlichen Aktivitäten konsumieren, sondern, wenn möglich, auch während der jeweiligen Trainingseinheiten. In diesem Fall empfiehlt es sich, kleinere Portionen zu sich zu nehmen, damit es auch bei übermäßigem Schwitzen zu keinem Wasserdefizit und Leistungsabfall kommt. Denken Sie bitte auch an die notwendige Zufuhr der Mineralstoffe in Ihrem Trinkwasser, um den Salzhaushalt aufrechtzuerhalten, damit das Blut und die Körperflüssigkeiten wie die Lymph- und Zellflüssigkeit auch wirklich gut leitfähig bleiben. Ein Defizit nach dem Sport wird auch nicht sofort von unserem Körper ausgeglichen. Sie sollten deshalb lieber langsam nachtrinken und das Wasser auch auf keinen Fall in übertriebenen Mengen in Ihrem Körper aufnehmen.

Schlusswort

Es ist wirklich unglaublich, wie wichtig Wasser für unseren Körper ist. Mit den zahlreichen Rezeptideen, wie Sie Ihr Vitamin-Wasser auch wirklich lecker und vor allem auch abwechslungsreich gestalten können, sollten Sie jetzt auch keine Ausreden mehr haben, Wasser zu trinken. Es ist aber auch verständlich, dass sich so richtige Trinkmuffel erst einmal an das Trinken von Wasser gewöhnen müssen. Achten Sie deshalb zum Anfang erst einmal auf die Optik, indem Sie besonders schöne Hingucker herstellen, wie das beispielsweise bei dem Rezept von Blaubeeren mit Orangen der Fall ist oder natürlich auch bei den roten Beeren mit Kräuterzutaten.

Wenn Sie sich am Anfang daranhalten, gleich nach dem Aufstehen ein großes Glas Wasser zu trinken und natürlich auch vor den einzelnen Hauptmahlzeiten, dann haben Sie bereits schon einen sehr wichtigen Schritt für eine bessere Gesundheit gemacht. Es liegt dann nur noch an Ihnen selbst, auch zwischen den Mahlzeiten dann noch ein weiteres Glas zu trinken. Es sollte an und für sich überhaupt kein Problem sein, zwei Liter Wasser täglich zu konsumieren. Sie können sich für Ihr aromatisiertes Trinkwasser auch ein besonders schönes Halbliterglas aussuchen, denn dadurch können Sie Ihren Konsum auch viel besser kontrollieren. Ein Glas vor dem Frühstück und eines vor dem Mittagessen, dann kommen Sie bereits auf einen Liter Wasser. Wenn Sie dann noch ein Glas am Nachmittag zu sich nehmen und eines vor dem Abendessen, dann ist das tägliche Pensum bereits erfüllt. Ideal wäre es dann, wenn Sie noch zusätzlich ein Glas Wasser am Vormittag und ein weiteres am Nachmittag mit einplanen, auch wenn es sich dabei nur um kleinere Mengen handelt.

Sie werden erstaunt sein, wie Ihr Körper schon nach wenigen Tagen auf die ungewohnte Wasserzufuhr reagiert. Wasser hilft, unser Immunsystem und die körperliche und geistige Leistungsfähigkeit zu steigern, gesünder zu essen, es regelt die Körpertemperatur, trägt zum Fettabbau und zur Kalorienverbrennung bei und löst auch die üblichen Verdauungsprobleme. Da viel Wassertrinken auch Zellschäden vorbeugen kann, hilft es auch gegen Falten, da die Haut dadurch straffer und glatter wird. Wenn Sie mit dem Vitamin-Wasser eine Detox-Kur ausprobieren, dann werden Sie sicherlich auch feststellen, dass Kaffee und Zigaretten hinterher eigentlich überhaupt nicht mehr so gut schmecken, wie ursprünglich angenommen. Wasser hilft auch ohne Früchte und Kräuter, die schädlichen Gase aus unserer Lunge zu transportieren, was zu einem besseren Sauerstofftransport beiträgt. Wassermangel kann übrigens auch einer der Gründe für sexuelle Schwächen, sowie für einen hohen Blutdruck sein. Lassen Sie es also bitte nicht erst zu einem Wassermangel kommen, denn Sie werden sich mit diesen Rezepten für aromatisiertes Wasser ganz bestimmt wieder fit und vor allem gesund fühlen, wenn sich Ihr Organismus erst einmal daran gewöhnt hat.

26015620R00038

Printed in Poland
by Amazon Fulfillment
Poland Sp. z o.o., Wrocław